新版 マジメすぎて、苦しい人たち

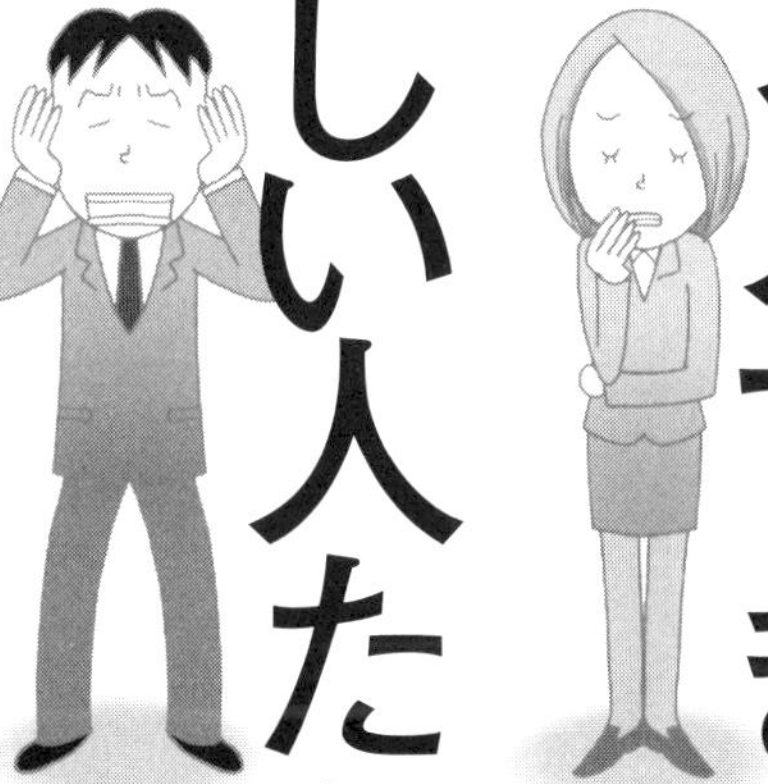

私も、適応障害かもしれない……

ストレスクリニック院長
松﨑博光

WAVE出版

新版刊行にあたって

本書の初版から約十四年が経過して、その間に社会情勢が大きく変わりました。二〇〇五年の発売当時の社会は、インターネットは普及していたものの、スマートフォンはまだ創成期で、個人レベルでは今ほどＩＴ化が進んでいませんでした。

適応障害という疾患について、当時はまだ一般にあまり知られていなかったので、本書は、適応障害についてわかりやすい解説書として、多くの方に読んでいただきました。

最近では、適応障害で苦しむ人たちが明らかに増えてきました。精神科や心療内科を受診したときに「適応障害です」と診断されたり、家族や身近な人が適応障害になったり、企業で多くの社員を管理する立場の方は、診断書等で「適応障害」という病名を目にする機会が増えてきたと思います。適応障害という概念が広く普及したといっていいでしょう。

ただ、十四年の時を経たことで、適応障害の診断基準や治療方法が、発売当初とはだいぶ変わってきた部分があります。

そこで、ここ最近の適応障害を取り巻く状況についての考察を、書き下ろしとして新版の最終章に掲載しました。126~128ページの薬物療法に用いられる薬のリストも、最新のものと差し替えています。

また、精神科医としての私のスタンスも変化してきました。

マスコミの方から「先生、現代社会にうまく適応するためには、どうするべきですか」という質問をいただくこともあります。

現代は資本が最優先され、熾烈な競争のもとで個人が弱体化するネオリベラル社会だといわれています。AIなど最先端テクノロジーの登場によって、社会がほんの一握りの支配者と一般人に分断され、格差がますます広がっていくことが予想されます。

このような社会に適応しようとすることが本当に望ましいのかどうか、私は強い疑念を抱いていますが、それについては別の機会に述べることにしましょう。

適応障害という疾患を、より多くの方に理解していただくために、本書が再びお役に立てれば幸甚に思います。

松﨑博光

はじめに

まじめに生きるということは、とても大切なことです。人間社会の美徳です。それだけではありません。「まじめさ」は、個人の美徳にもなります。

この本を手に取られたあなたは、おそらく正真正銘、お墨付きのマジメ派ではないでしょうか？　それとも、身近にマジメすぎる人がいて困っているのでしょうか。

まじめな人は、人に好かれます。愛されます。それゆえ、いったん愛されるということがわかると、もっとまじめになろうとして「マジメ」が過ぎてしまいます。

私たちは、自分の自由意志で行動しているように見えて、じつは、周りから望まれるように行動している場合も少なくないものです。自分が望んでいるからではなく、望まれているからそう行動する。こうした「望み、望まれる関係性」に変化がおこり、そのバランスが崩れて人から望まれる行動しかとらなくなると、人は知らぬ間に障害をきたします。無理にその状況に適応しようとすることから生じる障害、「適応の障害」です。

マジメも過ぎれば、苦しくなります。苦しいという自覚がなくても、体や心は正直に苦しさを訴え出します。

学校や会社に行けなくなる、不安で眠れなくなる、何をするにもおっくうで気力が続かない、食欲がなくなる。こうした症状は、いずれも「適応障害」を起こした心と体からのSOSにほかなりません。

皇太子妃雅子様が適応障害であると宮内庁医師団が発表しました。直後から小医のところにテレビ局や新聞社から取材申し込みが入りました。「適応障害っていったい何?」と。私のような開業医のところになぜ? とお思いでしょうが、その理由は私が「ストレス医」を標榜しているからではないかと思います。

「うつ病」や「パニック障害」に比べて、あまり知られてない適応障害ですが、じつは、私たちストレス関連の開業医にとって非常にありふれた病態です。これまで真正面から取り上げられたことがほとんどありませんでしたが、適応障害はハッキリと確定できるストレス因子が最大の原因となりますから、それだけかかる人も多い。ストレス社会といわれるこのご時勢、誰がいつなんどき陥っても、なんら不思議のない疾患なのです。

本書では、マジメすぎて苦しくなってしまっている方や、「自分ももしかしたら適応障害?」という方に向け、苦しい症状の理由と「適応障害」という病気の解説、その治療法と克服法、ストレス耐性の高い人に変わるためのコツをまとめました。

まじめにがんばり過ぎて苦しくなっているみなさんにとって、この本が、そのつらさや苦しさを少しでも和らげるお手伝いになれれば幸いです。

昔は、バカも休み休み言えと言われましたが、私は、まじめも休み休みにしたらと提案したいと思います。

楽しく、幸せに生きるために。

最後に、本書刊行にあたり、ＷＡＶＥ出版の飛田淳子さんと、八木沢由香さんには大変お世話になりました。深く感謝申し上げます。

松﨑博光

第2章　マジメすぎて苦しくなる本当の理由

ストレス病体質なのはどんな人!?

適応障害を起こす心と体のメカニズム

適応障害は現代の文明病

第3章　「適応障害かも？」と思ったら

「おかしいな」と感じたら、まずはここへ

どのような治療を行っていくの？

薬の力を借りて治す「薬物療法」

心身を根本的に健康にする「漢方療法」

自身を見つめ生き方を修正する「心理療法」

「適応障害」は新たな人生のターニングポイント！

第4章　ストレスに強い「自分」の作り方

第5章　周りの人たちへ――身近な人が心の病気で苦しんでいたら

執筆協力●八木沢由香
装幀●中野岳人
イラスト●上田惣子
DTP●つむらともこ

序章
みんなツライ思いをしていた！

ストレス社会のなかで、ストレス病に苦しむ人たち

私も、適応障害かもしれない……

「一億総ストレス社会」と呼ばれるようになって久しい現代社会。適度なストレスを越え、過度のストレスにさらされるようになって、私たちの間には、うつ病や不安障害をはじめ、心に起因するさまざまな病気が噴出しています。

現代に生きる人は、多かれ少なかれ、心身の不調を抱えているのではないでしょうか。心も身体もすこぶる快調、不調知らずで健康そのものという人はほとんどいないというのが、偽らざる実感です。まあ、それは、私がストレス病を専門に扱うストレス医者だからそんなふうに感じてしまうのかもしれませんが……。

ただ、いろいろな葛藤を抱えてストレスに苦しみ、私のクリニックを訪れる患者さんが増えてきているというのは間違いのない事実です。そのなかでも多いのが「適応障害」なのです。

「適応障害」は、いまから約二十年前に新たなストレス疾患として命名されました。つま

り精神疾患の世界では生まれたてのニューフェースといってもいいでしょう。

それだけに、まだあまり世の中に知られているとは言いがたいのが実際です。皇太子妃雅子さまのご病名として耳にしたことはあっても、「いったい、それって何？」と思っている方も多いのではないでしょうか。

「適応障害」は、うつ病以上に現代人の身近に存在する病態であると言っても言い過ぎではありません。最近、どうも心身の調子がすぐれないと感じている方は、もしかしたら適応障害である可能性も否定できないのです。

そして、この病気にかかりやすい人の共通点――それは「マジメである」ということです。

本書では、「マジメな性格」が苦しい理由、病気の詳しい定義を丁寧に解説していきますが、まずは、どのような人がどのような症状で苦しんでいるのかを、具体的にご紹介しておきたいと思います。

実際にクリニックを受診された方の例を参考に、「適応障害」の代表的なケースをまとめてみました。

あたっても砕けてばかり。保守的な職場で孤軍奮闘を繰り返したあげく……

川本真美さん（仮名・三十歳）　団体職員

川本さんは半官半民的な法人団体に勤務していました。職場の雰囲気はいたってのんびりしたもので、お役所的体質の抜けきらないところがあったようです。川本さんは、そんな職場の雰囲気になじめず、新卒で入ったころからどこか居心地の悪さを感じていたそうです。

とくに業務の進め方の効率の悪さが気になって、何度か「こうしてはどうか」と上司に進言してはみたものの、毎回「考えてみよう」のひと言ですまされてしまっていました。それでも、平の職員であるうちは「仕方がないか」とあきらめがつきました。ところが、職場内で異動があり、主任として新しい業務を任されることになると、どうしても従来の業務効率の悪さが気になって仕方がない。もっと効率よく運営できるやり方があるはずだと考え、上司にたびたび意見しましたが、やはり取り合ってもらうことができないままでした。

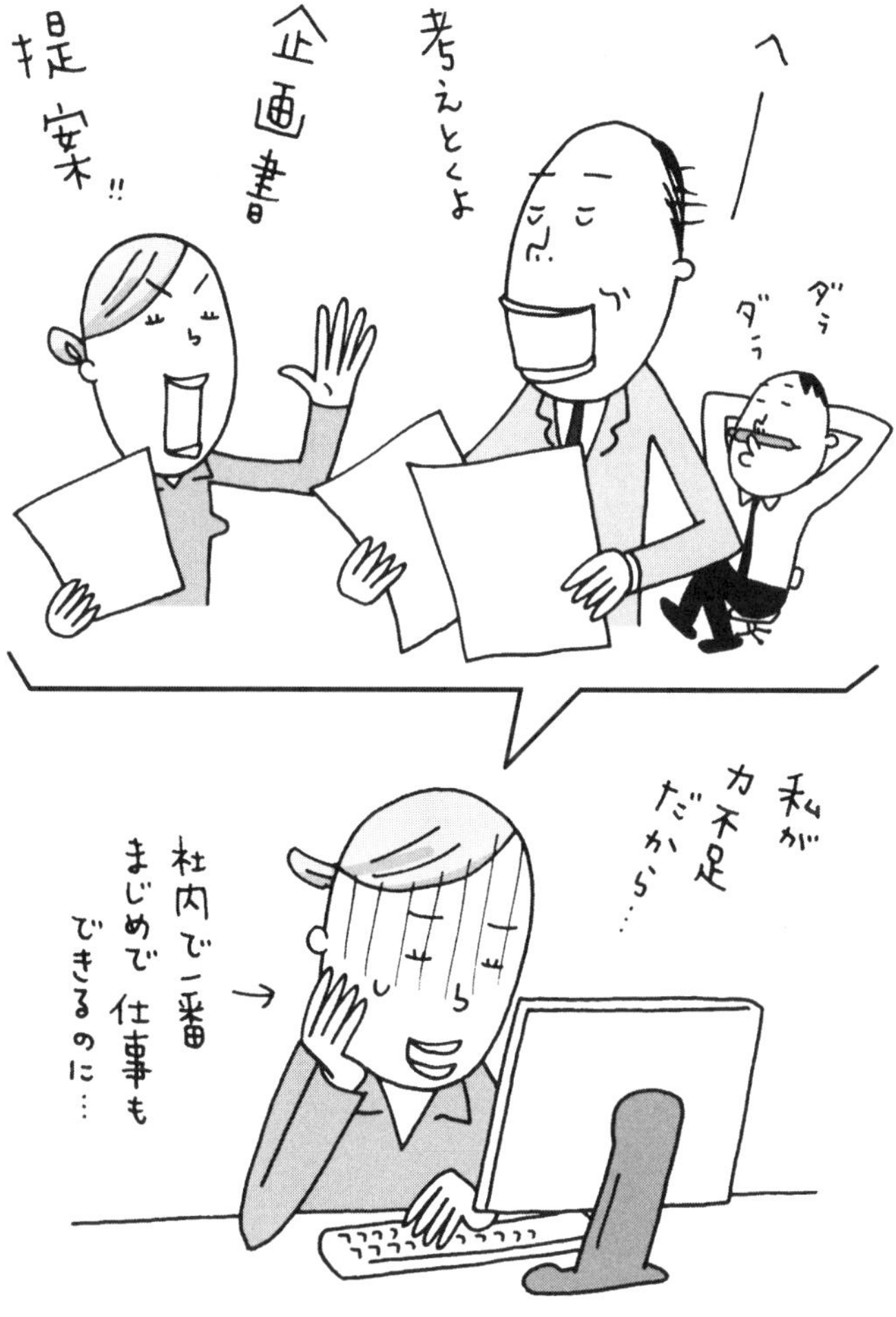
へー
考えとくよ
企画書
提案!!
ダラダラ
私が力不足だから…
社内で一番まじめで仕事もできるのに…

結局は一人でがんばることを余儀なくされて、夜中まで残業することが増えました。休みの日も仕事が頭から離れることがありません。現状のシステムを変えようと上司や同僚に何度も働きかけましたが、のれんに腕押しのような状態で、あげくには周りから煙たがられる始末。

次第に川本さんは自分自身の能力不足を責めるようになりました。「わからずや！」「みんなバカで、やる気なさすぎる！」と上司や同僚のせいにするのではなく、「私が力不足だから」「自分の言葉に説得力がないから」と思ってしまったのです。

そうこうしているうちに、周囲との人間関係の不調和も手伝って、心身に不調を感じるようになりました。寝ても休んでも疲労感が抜けず、ときどきひどい無力感におそわれるようになったのです。片付けても片付けても仕事が山積みになっている夢を見たり、崖から足を踏み外して落下していく夢を見ることも増えていきました。

病気ではないかと心配になって病院にも行きましたが、検査をしてもらっても身体には異常が見られません。朝も起きられず、会社を欠勤する日が多くなって、心の病気を疑ったことから、私のクリニックにやって来たのです。

仕事はできるが人材育成は苦手。部下をもつことになってストレス増大

武田浩司さん（仮名・二十八歳）　会社員

武田さんはソフトウェアのエンジニアをしています。エンジニアとして非常に優秀で、周りからも高い評価を得ていました。その能力が買われ、昇格・配転することになったのですが、それにともない部下をもつことになりました。

会社としては、まじめで優秀な彼に、後に続く人材を育ててもらいたいという意向もあったのでしょう。もちろん、優秀なエンジニアでクライアントからの信頼も厚いため、武田さん本人も仕事を引き続きこなしていくことになりました。

ところが昇格をして二カ月もすると様子がおかしくなってきました。それまでまったく納期遅れなどしたことがなかったのに、部下ができて所帯が大きくなってから、たびたび遅れが発生するようになったのです。

当然、クライアントからのクレームは増え、頻繁に会社からの注意を受けることに。それでも納期遅れが生じてしまいます。ある日見かねた上司から「管理能力がないのではな

いか」と厳しく叱責されたことをきっかけに、武田さんは会社に行けなくなってしまったのです。

普段どおりに家を出るのですが、足はそのままパチンコ屋へ向いてしまいます。そうして会社に行かず、日中はパチンコをして過ごす日が多くなっていきました。出社できた日も焦燥感に悩まされて仕事が手につかず、納期がまた遅れてしまいます。

本人も、「このままではいけない」と思っているのですが、どうしても会社に行くことができません。心配した家族に勧められて私のクリニックにきたときには、すっかり出社拒否のようになっていました。

ところが話を聞いてみると、まったく会社に行けないわけではないのです。社員がみんな退社して誰もいなくなった夜の時間帯や、休日には出勤して仕事をしているといいます。仕事の早さ、質も以前と変わりなく集中してこなせるそう。要するに出社できないのはオフィスに人がいる昼間の時間帯だけなのです。

武田さんにとっては、昇格して部下ができたことが非常に大きなストレスとなっていたのでした。本人は優秀でやり手、仕事の能力も高いのですが、部下を育てたり、仕事を割り振って調整したりというのは大の不得意だったのです。

個人プレーヤー向きであったのに、監督にさせられ、成果を出すことを期待される。それがストレスになり、出社拒否という行為の障害で苦しむことになってしまったのです。

婚約者が他の女性と恋仲に。不信感が消えず虚脱状態が続く

水野優子さん（仮名・二十八歳）会社員

水野さんは、短大を卒業して入社した会社で事務の仕事をしていました。やがて同じ職場の同僚の男性と社内恋愛をして婚約をし、寿退社をすることに。ところが相手の男性が、同じ職場の別の女性と関係し、その女性を妊娠させたことがわかってしまったのです。

相手の女性は中絶し、婚約者とその女性はそれを機にきっぱり別れたのですが、水野さんの婚約者への不信感は消えないで残ってしまいました。婚約者が「すまなかった」と誠意をもって謝ってくれたこともあって、自分への裏切り行為を許しはしたものの、どうしても結婚に踏み切ることができません。

受けたショックが頭から離れず、仕事をしているときも、家にいるときも常に虚脱感に

さいなまれるようになって心は苦しくなるばかりです。

そこでクリニックを訪れたのですが、症状自体はノイローゼやうつ病にまではいたっていませんでした。

ただ、虚脱感のほか、イライラして眠れない日が続いているという訴えがありました。診療を続けていくなかでわかったのですが、水野さんには小学生のころ、両親が離婚騒ぎでもめ、家の中がギクシャクしたという体験がありました。その離婚騒ぎも、じつは父親の不倫が原因だったそうです。

消えない虚脱感や焦燥感は、このときの体験から来ているものだったのです。婚約中もずっと、心のなかに「相手を奪われるんじゃないか」「結婚しても家庭が崩壊するんじゃないか」という不安を抱え、彼からうるさがられていたこともわかりました。

水野さんは結局、慰謝料をもらって婚約を解消し、他の職場に転職しましたが、不信感も不安感も虚脱感も引きずったままの状態です。両親と同じ問題を自分が再現し、体験してしまったことから、潜在的に抱えていた心の問題が表面化してしまったのでしょう。

仕事はどうにか続けていますが、心のなかのつらさは解消できず、苦しくてたまらない毎日が続いています。

夫との関係がストレスとなり、身体に不調が出現、悪化して……

後藤澄子さん（仮名・四十三歳）主婦

後藤さんの夫は歯科医院を開業しています。医院は繁盛しており、経済的には裕福で、暮らしに不自由はありません。傍からは、お金に困ることもなく、医者の妻として優雅に暮らす彼女は恵まれた奥様に見えることでしょう。

後藤さん本人は、とてもまじめで大人しい女性です。歯医者である夫は、腕はいいのですが、その実マザコンで母親に頭があがりません。そんな鬱憤もあるのか、甘やかされた人間だからなのか、お金に困らないことも手伝って、あちらこちらに女性を作っては遊びまわるようなタイプでした。

それでも後藤さんは、元来のまじめな性格からか、夫の暴言に反発することもなく耐えていました。それどころか、「バカだ」と言われれば、そう言われないように勉強をし、「魅力がない」と言われればエステに通い、一生懸命努力を続けたのです。

そんなとき、歯科医院のベテラン事務員さんが交通事故にあい退職してしまい、急遽後藤さんが代役に。ところが夫は妻である後藤さんに対しては、「おまえはバカだ」と言い放ち、診療報酬請求の手続きを手伝っても「レセプト請求が遅い。何をグズグズしているんだ」と怒鳴ってばかりいます。気に入らないことがあると暴力も振るい、すぐに女友だちと遊びに行って遅くまで家に帰ってきません。

ある時、「おまえみたいな女と暮らすのは、もうこりごりだ」という夫のひと言があって以来、涙もろくなり、家事をするのがおっくうになってしまいました。それと同時に、イライラ感が抜けなくなり、不眠にも悩まされるようになったのです。

薬を飲んだり、病院にかかったりしていますが症状は一向によくならず、最近はますます悪化するばかりです。

これらのケースは、全員「適応障害」という精神疾患に陥った方たちです。

いずれも、うつ病や不安障害というところまでは進んではいないものの、ストレスが原因となったさまざまな不調に苦しんでいるケースです。みなさんも同じような経験をされていらっしゃるかもしれませんね。

この本では適応障害に関するさまざまな理解を深めていただくために、適応障害とは何なのか、どう治せばいいのか、ならないためにはどうしたらいいのかをまとめてみました。

さっそく次章からご紹介していきましょう。

第1章
このつらさって「適応障害」だったんだ！

ストレスクリニックは今日も満員御礼

現代は、いまだかつてないストレス社会

「ストレスクリニック」という、非常にわかりやすい看板を掲げているからでしょうか、当院の待合室は、おかげさまで連日の大にぎわいです。

「この不調はストレスが原因じゃないのか」「どうもストレスからくる痛みらしい」と、ストレスとの関係を疑って何らかの症状を訴えて来られる患者さんは引きもきりません。

看板のおかげで扱う病気の間口もさまざま。「ストレスに関係しているのでは？」とだけ考えてやってくる方が多いので、大病院の診療科でいえば、内科、心療内科、精神科、神経科の領域を視野に入れて患者さんと向き合うことになります。

どんな人が増えてきた？ どんな症状が多いのか？

ストレス病を扱うクリニックにはどんな人が増えてきたのか、お店で言うところの「客層」が気になる人も多いかもしれません。

「きっと、すぐに悩んでしまうような人、弱々しい人が多いに違いない」と予想していたとしたら残念。ハズレです。

激弱な人は、自分では弱いことを認めたくないので、自ら率先して来ることはないのです。悩みが深すぎる方も同様、「自分の抱えている悩みはそう簡単に解決できない」と思い込んでいるため、進んでやって来ることはありません。こうした古典的正統派は周囲が心配して連れてこない限り、なかなか姿を現してはくれないものです。

多勢を占める現代的主流派の筆頭は、なんといってもリッパな人、強い人。といっても、当院に来るときには、しぼんだ風船のような状態になっていますから、「元」の文字がつきますが。

強い人、リッパな人はストレスにも強いはず。ストレス病なんかになるわけがないというのが世間の常識です。しかし心の病の世界では得てして世間の常識は通用しないもの。強い人、リッパな人ほど、社会的役割をまっとうすることだけに身を捧げ、役割を終えて身を捧げるものがなくなると、心にぽっかり大きな穴を開けてしまうことが多いのです。

また、強い人、リッパな人の周りで縮んでいる人も主流派の一角を占めます。リッパな会社、リッパな学校、リッパな家庭、そのなかで自分の人生の物語をつくることができない人たちです。昨今は、こちらのタイプが勢力拡大中です。

こうした人たちの多くは頭が痛い、肩がこる、動悸がする、胃がむかむかする、眠れないといった身体的な症状を訴えてやって来ます。

気力がわかない、職場の人間関係で悩んでいる、夫婦仲がうまくいかなくて……という人はカウンセラーのもとに相談に行くケースが多いのか、クリニックの場合は、ほとんどの方が必ず何らかの「症状」を訴えてきます。

また、メディアなどで心の病気を取り上げるケースも増えてきたためか、軽症うつ病の記事を切り抜いて「こういう症状なんです」と訴えてくる患者さんなども増えてきました。インターネットで簡単にできるチェックリストをやってみたら、軽症うつ病やパニック障害にぴったりあてはまる、といった訴えも少なくありません。

心の病気としては、ここ最近「うつ」、それも軽症型のうつ病と診断することが大変多くなっています。しかも軽症うつ病はどういうわけか女性に多く、待合室は女性であふれんばかり。婦人科と勘違いしそうな日もあります。

さらにもうひとつ、うつ病と並んで急増している病態があります。

うつと診断するまではいかないが、うつと似たような症状がある。または不安感やイライラが続いていて消えない、会社や学校に行けない、人前に出るのがイヤだ。頭が痛い、眠れないなどの身体症状もひどい……。皇太子妃雅子さまのご病名として、一躍クローズアップされた「適応障害」です。

ただ急増という表現は必ずしも正確ではないのです。雅子さまの診断名として脚光を浴びるようになるまで、適応障害は一般にはほとんど知られていませんでした。

そういう意味で、光の当たらない日陰の存在だったというだけで、じつは精神科の外来やクリニックを訪れる人のなかで、以前からうつ病と並んで最も多いものが、この「適応障害」なのです。

誰もがなる可能性のある病態

適応障害をひと言で説明すると、「強いストレスに反応し、さまざまな症状を起こしている状態」と言えばいいでしょう。詳しい解説は次項に譲りますが、ストレスに由来する病態ということで、起こる可能性自体は一〇〇パーセントといえます。誰にでも起こり得るものなのです。

ストレスが人の心と体に大きな影響を及ぼすことは、よく知られているとおりです。ストレスがうつ病や不安障害、摂食障害、空の巣症候群、燃えつき症候群などの「ストレス症候群」、場合によっては統合失調症、人格障害を表面化させる引き金となるものであることは間違いありません。

適応障害もストレス疾患のひとつに位置づけられるものですが、症状の重症度ということでは、そのポジショニングは限りなく「健康」に近いところに位置しています。つまり、数ある心の病気のなかでは軽症に属するものといっていいのです。

また心の病気としては珍しく、短期間で、しかもきちんと回復するものなので、治療する側も治療される側もお互いにハッピーエンドが迎えられます。この業界ではありふれてはいるけど、よく治ることにかけては貴重な病態といえます。

ただそれだけに、治すのがむずかしい統合失調症の患者さんとか、なかなか治りにくいうつ病やアルコール依存症の患者さんの治療に、思う存分手腕を発揮したい、「そこにこそ職人ワザの腕の見せどころがある」と考えている医者からすると、言葉は悪いのですが、治す張り合いのない病気ともいえるかもしれません。

もちろん、そう感じるのは〝大〟大学病院の〝大〟先生クラスの精神科医であって、最近増えてきた私のようなクリニックの医師には、治りやすくて互いにハッピーになれる軽い症状の患者さんは大歓迎。いつでもどうぞ、なのです。

適応障害は保険診療の対象としても認められていますから、費用についても心配はご無用です。

身体の検査をしてもらっても異常がない、「気のせい」「様子を見ましょう」と言われてしまうものは、さまざまな心の病気から来ていることが多いものです。

頭痛が治らない、不定愁訴《ふていしゅうそ》がある、動悸や吐き気がするといったつらい症状があって内科を受診した。けれど、検査をしてもどこにも異常が見当たらないと言われてしまった。こうした経験をおもちの方も多いのではないでしょうか？

適応障害についても、検査をしたらなんともなかった、でもつらい症状がとれない、不安や抑うつが続いているという訴えの患者さんが少なくありません。それに、適応障害はきちんと回復するし、治りも比較的早いとはいえ、放っておけば、他の精神疾患と同様、病態は悪化していくこともあります。

ですから、「なんかおかしいぞ」「話題の適応障害ではないか？」とちょっとでも感じたら、遠慮なく、気軽にお近くのクリニックの門を叩いてほしいと思います。

「適応障害」とはどんなもの？

別名は「保留箱的診断名」

心の病気、すなわち精神疾患と呼ばれるもののなかには、はっきり「精神病」と位置づけられているものがあります。統合失調症やそううつ病などがそうですが、適応障害はこうした精神病とは異なります。

また、うつに似ている症状を示す場合も多いことから、保険診療上は「うつ状態」と表記されたり、「神経症」や「心身症」と記載されることも少なくありません。

では、適応障害とは何なのか。という声が聞こえてきそうですね。

ここで「適応できない障害のことです」などと答えようものなら石が飛んできそうですので、適応障害の説明については、正確を期す意味も込めて、アメリカの精神医学会がまとめている『ＤＳＭ―Ⅳ』という精神疾患の分類と診断の手引きから引用しましょう。

『ＤＳＭ―Ⅳ』では、適応障害を次のように定義し、診断基準を定めています。

A　はっきりと確認できるストレス因子に反応して、そのストレス因子の始まりから三カ月以内に、情緒面または行動面の症状が出現している

B　これらの症状や行動は臨床的に著しく、以下のどちらかによって裏付けられている

（1）そのストレス因子により暴露されたときに、予測されるものをはるかに越えた苦痛がある

（2）社会的または職業的（学業上の）機能が著しく障害される

C　ストレス関連性障害は、他の特定の第Ⅰ軸障害（臨床疾患、臨床的関与の対象となることのあるほかの状態。たとえば不安障害や気分障害［うつ］など）の基準を満たさず、すでに存在している第Ⅰ軸障害または第Ⅱ軸障害（人格障害、精神遅滞）の単なる悪化でもない

D　症状は、死別反応を示すものではない

E　そのストレス因子（または、その結果）がひとたび終結すると、症状がその後さらに六カ月以上、症状が持続することがない

表現がわかりにくいと思いますので、簡単に言いましょう。

その症状を起こしている原因である「ストレス因子がはっきりとしていて」、「そのストレスへの反応が始まってから三カ月以内に不調が起こっており」、「親しい人との死別によるストレスではなく」、「原因となるストレスが消えてから六カ月以内に不調も消えている」のが、適応障害であるということです。

さらに重要なポイントが、Cの項目の部分。ここでは「DSM—Ⅳにある他の精神疾患に該当したら、AとかBとかにあてはまっていたとしても適応障害にはしない」ということを明記しています。

つまり診断の場では、まず他に該当する精神疾患がないかをきちんと見て、「どれにもあてはまらないなあ」となったときに、はじめて適応障害と診断せよということなのです。いうなれば、「どこにも入らないから、仕方ない。一時的に保留箱に入れておくか」という保留箱的診断名というわけですね。

だからといって、決して軽んじていいものではありません。適応障害がうつ病や不安障害などの前駆的症状となることも少なくないからです。適応障害の段階で適切に治療しておけば軽くてすんだものが、気がついてみたら、こうした病態にまで進んでしまったということがあるのです。

適応障害と診断される症状のレベルはさまざま。ですから、ちょっと落ち込みが深くていろいろに症状が出てしまっている場合もあれば、あと一歩でうつ病というレベルにいることもあるのです。なかには、現在は適応障害以外に該当する疾患はないけれど、じつは重い病気が背後に隠れていたというケースもあります。

箱の中に入れておいたら、すぐに治って普通の生活に戻っていけたという人もいれば、重篤な精神病が発見される人もいる。一時保護預かり所のような存在が適応障害であると考えていただいてもいいでしょう。

こんな症状があったら注意信号

適応障害によって出てくる身体的、精神的症状は人によっていろいろに違います。また、「これがあったら絶対に適応障害だ」と確信できる特定症状もありません。

たとえば、会社員S子さん（三十歳）の場合は、結婚二年目のある日、突然夫の不倫が発覚し、それ以降不眠状態が続くようになりました。夜、家に一人でいると落ち着かず、恐怖を感じたり、物音におびえたりすることも増え、神経は常に過敏な状態。ふと気がつくと爪を噛んでいたり、知らぬ間に涙ぐんでいたりすることも多くなりました。

営業マンとして働くDさん（二十五歳）は、定期異動で上司が変わってから調子がおかしくなりました。新しい上司は以前の上司とは違い、非常に管理が厳しく、しかも感情の起伏が激しくて、成績が悪いと全員の前で大声で叱り飛ばすタイプ。Dさんはノルマ達成のため朝早くから夜遅くまで懸命に営業して回りましたが、成績は一向に上向いてきません。

当然、叱責を受けることもたびたびで、上司が変わって二カ月を過ぎるあたりから出勤時の不安と緊張感をおぼえるようになりました。吐き気や息苦しさを感じることも増え、無気力な状態になることも多くなりました。やがて遅刻や無断欠勤が増え始め、そのうち会社に行くことができなくなったのです。

主婦G子さん（四十八歳）の場合、姑の介護を続けているなか、実家の両親が相次いで倒れ入院するという事態が起きました。一人娘のため、両親の世話もG子さんが負わねばならず、姑の介護と病院通いが重なり、大きな負担がのしかかってきました。

最初は懸命に両方の面倒を見ていましたが、やがて食欲の低下や不眠が現れ始め、イライラして怒りっぽくなり、かと思うと気が滅入って何もする気が起きなくなる抑うつ症状も出てきました。

ストレスにさらされるとこういう多彩な症状が現れます

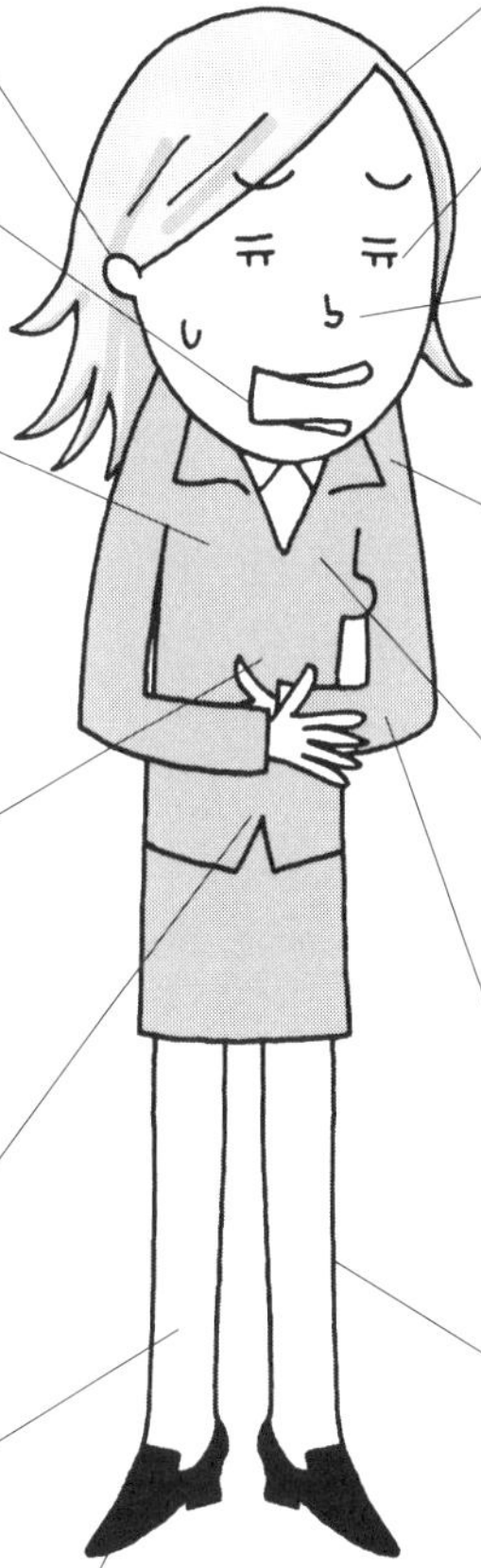

耳
耳鳴り、耳がつまった感じ

口
口が渇く、味覚がおかしい、口の中が痛い、違和感がある

精神症状
不安、気がめいる、集中力がない、イライラする、怒りっぽい、意欲がない、細かいことが気になる、寂しい、悲しい、記憶力低下、注意力低下

消化器
食道に物がつまった感じ、吐き気、嘔吐、胃の不快感、腹痛、膨満感、下腹部がはる、腹鳴、振水音、便秘、下痢、ガスが多い

膀胱
尿が近い、尿が出にくい、排尿後不快、スッキリしない

足
下肢のしびれ、冷え、ほてり、足の痛み、足が地につかない

頭
頭痛、頭重

目
目が疲れる、目が痛い、涙目、目が開かない

呼吸
息苦しい、息がつまる、息が吸えない、酸欠感、息切れ、ため息

筋肉・関節
肩こり、首すじのこり、痛み、背中、腰の緊張感、関節のだるさ、力が入らない

心臓、血管系
動悸、胸痛、胸部圧迫感、めまい、立ちくらみ、気が遠くなる、のぼせ、冷え、偏頭痛、血圧の変動

手
腕、手のしびれ、痛み、レイノー症状、感覚異常、冷え、ほてり

皮膚
多汗、汗が出ない、皮膚の乾燥、冷や汗、全身がかゆい

全身症状
全身倦怠感、疲れやすい、めまい、微熱、フラフラする、フワフワする、全身がほてる、食欲がない、眠れない、眠りが浅い、朝起きるのがつらい、いつも眠い

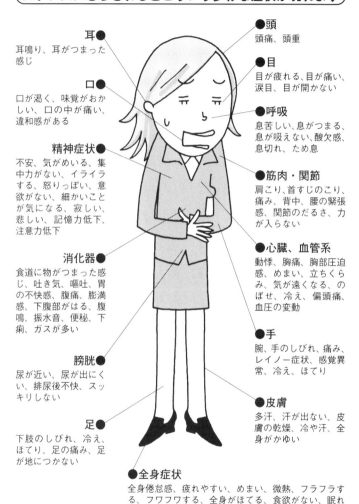

いずれも診断では、「適応障害」とされたケースです。このように、人によって身体や感情・心に現れる症状はいろいろです。正直、何が出てきてもおかしくはないと言っていいのです。

ちなみに、ＤＳＭ―Ⅳには、適応障害の症状分類として次にあげるような六つのタイプが載っています。

①抑うつ気分をともなうもの

憂うつ感、絶望感、劣等感、自責感、何ごとも悲観的にとらえてしまう、涙もろくなる、何をしても楽しくない、おっくう、根気がなくなる、思考力や判断力、集中力の低下、イライラ感、発作的に泣き叫ぶなど感情が抑制できなくなる。こうした抑うつ症状が見られるタイプ。

②不安をともなうもの

漠然とした不安や心配、神経過敏、死や否定的な観念にとらわれることがやめられない、取り越し苦労が増える。こうした不安症状が見られるタイプ。子どもの場合、ひとりで眠るのを怖がる、親から離れることに恐怖を感じるといった反応が見られることもある。

③不安と抑うつ気分の混合をともなうもの
抑うつ的な症状と不安症状が混ざって現れてくるタイプ。
④行為の障害（次ページで詳説）をともなうもの
主に、無断欠席や欠勤、破壊、無謀運転、ケンカ、法的責任不履行など、社会的なルール違反を犯すような行動をとるもの。
⑤情緒と行為の混合した障害をともなうもの
抑うつ、不安などの情緒的症状と行為の障害の両方を示すもの。
⑥特定不能の適応障害
心理的社会的ストレス因子に対する不適応的な反応、たとえば身体的愁訴、社会的ひきこもり、または職業上、学業上の停滞などで右記の特定の病型に分類できないもの。

この分類で言えば、全体的には、やはり抑うつと不安症状を示す方が多いといっていいようです。

また、少々わかりづらいかと思いますので、④の行為の障害ということについて少し補足しておきましょう。

破壊というのは、モノを壊すだけではなく、最近話題になっている公共施設への落書き、ガードレールや橋脚、シャッターへの落書きなども含まれます。

無謀運転ということでは、スピード違反や信号無視のほか、暴走族の暴走行為もこれに含まれるといっていいでしょう。会社や地域や家庭で愛されなくて、「寂しい。寂しいから見てくれ」と音を出して走り回っている若者たちです。

幼稚園や小学校などですぐに友だちを殴ってしまうような困った子も、幼稚園社会や学校社会あるいは家庭のなかで愛情をもらえず、何かのストレスが原因で適応障害になっている可能性が高いといえます。

法的責任不履行というのは、簡単に言うと法律破りの行為のこと。たとえば万引きをしたり、ドラッグに手を出したり、飲酒運転をしたり……。最近は飲酒運転で退職になる公務員も増えているようですが、こういう人たちも一種の適応障害と言っていいでしょう。

普段はマジメに職務に励んでいるけれど、どこかにストレスがあって、無意識の世界では「こんな職場、失ってもいい」と思っている。辞めたいのだけれども、特別辞表を出すほどでもない。そんな心性が飲酒運転という行為に出ているというわけです。

また、行為の障害には、社会的ルール違反をともなうものばかりでなく、アルコール依存に近い状態になる、急にセックスレスになる、過度に攻撃的になる、勘定を払わない、うそをつく、以前はきちんと守っていたルールを守らなくなる、人に会いたがらなくなる、家事や日常生活ができなくなるなどの反応もあります。

顕著な特徴がこれ

このようにさまざまな症状があり、ある特定症状をもって「あなたは間違いなく適応障害です」と診断することはできないのが適応障害です。そこが診断の際のむずかしさのひとつなのですが、いっぽうで適応障害には、「これなら適応障害だ」と判断してもよい、顕著な特徴もあります。

まずは、障害を起こしているストレス因がはっきりとしていることです。はっきり確認できるストレス因子があって、それに反応して起こっている病態というところがポイントになるのです。

先ほどのケース例でいえば、S子さんは夫の不倫発覚というストレス、Dさんは新しい上司との関係からくるストレス、G子さんは介護と病院通いが重なったことから生じたストレスという、特定のストレス因子が存在しています。

さらなる特徴は、そのストレス因子が存在する特定の状況に対して、反応が出やすいという点です。

たとえば上司との関係がストレスになって会社に行けなくなっているとしても、早朝や夜中など上司と直接顔を会わせることがない時間帯なら出社できることもある。

勉強そのものがストレスで学校に行くことができず、ひきこもりのような状態になってはいるが、親しい友人たちと外に遊びに行くのは大丈夫である。仕事がストレス因子になっていて、出社するのがおっくうでたまらない。社内でもやる気が出ず、ぼんやりとしていることが多いのだが、退社後に飲みに出るのはイヤではない。むしろ社内にいるよりリラックスして楽しめる。

というように、ストレス因子が存在しない空間、場所では普通に過ごすことができるというのも、適応障害ならではの特徴です。ですから、もしうつ病とよく似た症状を起こしていたとしても、場所が変われば元気になれたり、人が替われば普通に話すことができるようなら、うつ病というより「適応障害」を考えてもいいでしょう。

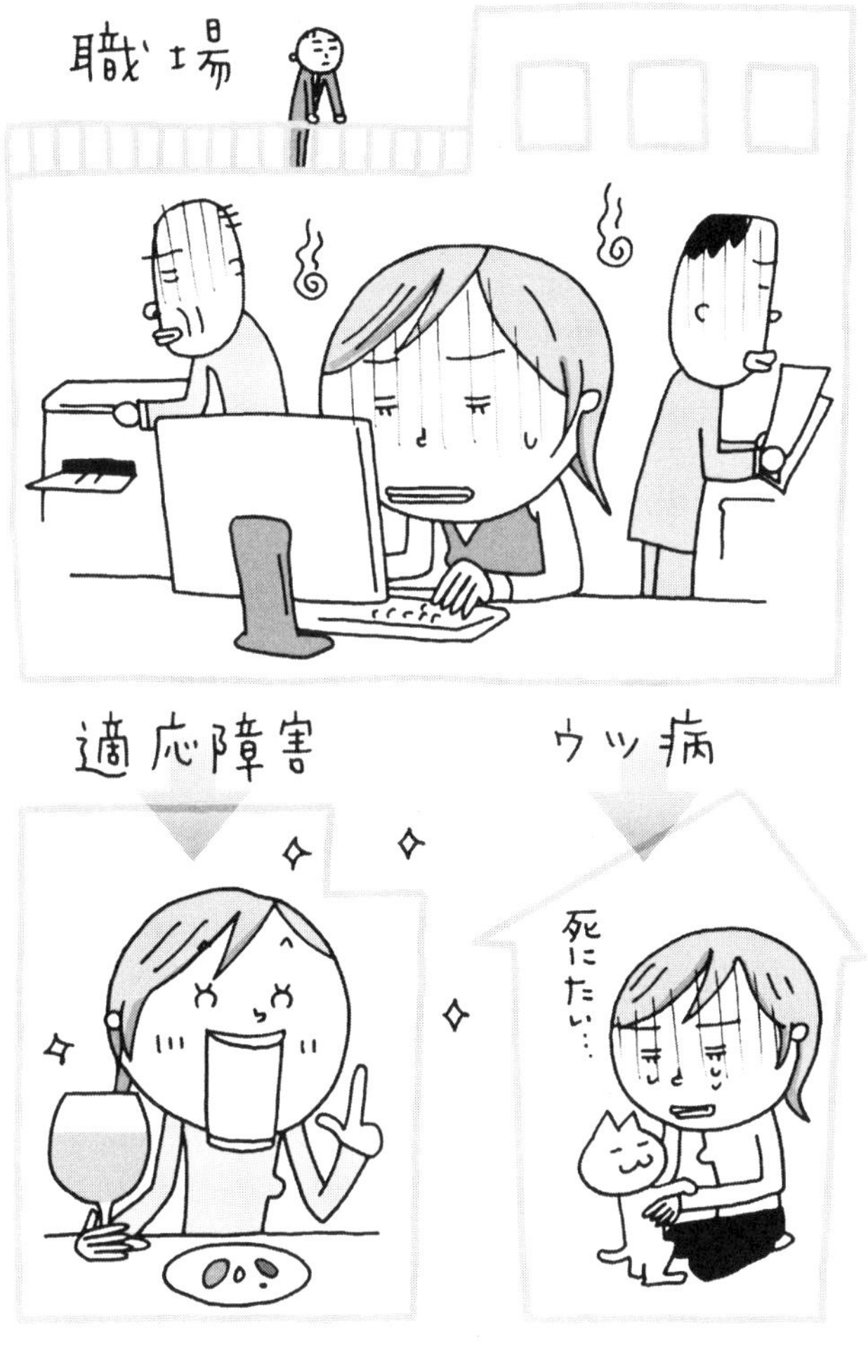
職場
適応障害
ウツ病
死にたい…

適応障害とほかの精神疾患との関係は?

苦しいまま放っておくと……

「ストレス」というと、「心身に不具合を与えるもの」という悪いイメージが定着してしまいましたが、もともとの意味は、「外から加えられた何らかの刺激に対して起こる生体の反応」ですから、生きていれば、ストレスを受けるのは当たり前。人間(生物)としてこの世に生を受けた以上、ストレスとまったく無縁に生きるのは不可能なのです。

なぜならストレスは、人間関係やハードな仕事からのみ生じるものではないからです。極端な話、「暑い」「寒い」と感じる、お風呂に足を入れた瞬間「熱い!」と思う、おいしいものを食べて「わあ、おいしい」と思う。こうした刺激(快感、不快感)が、もうすでにストレスなのですから。

もちろん、外が寒過ぎたからといって適応障害になる人はいないでしょう。しかし人間関係のストレスや学業・仕事のストレス、環境変化からくるストレスなど、心身に負荷をかける外界からのストレスを常に受けながら、現代人は社会生活を営んでいます。

ですから適応障害は誰にも起こり得るもの、発症の可能性でいえば一〇〇パーセントということなのです。

またそれだけに、あまり自覚のないまま軽度の適応障害を発症しているというケースもあるので、気をつけなければなりません。

「なんか身体の調子が悪いいままだなあ」、「なんとなくおっくうでやる気が出ないなあ」と感じてはいても、どうにかこうにかがんばって現状の生活は営めるのでそのままになっている。この段階で、すでに適応障害が始まっている可能性は高いのですが、日常生活に大きな支障をきたすほどではないため、「そのうちよくなるだろう」と何もしないでいる。こういう人も結構いるのです。

なかには、自力でストレスを乗り越えて自然によくなっていく人もいます。ですが、放っておいたがために「もう、どうにもならない」というところまで進んでしまうケースも少なくありません。治療を受けに来たときは適応障害を通り越して、うつ病、不安障害などの精神疾患に移行していたというパターンもあるのです。

ご承知のとおり、うつ病も不安障害も、現代人に急激に増えている精神疾患として、しばしばメディアで取り上げられています。

「うつ病とは何ぞや」ということについては、現在かなり情報も普及していますが、正確な定義を次にあげておきましょう。

うつ病とは、次の症状のうち五つ（またはそれ以上）が同じ二週間の間に存在し、病前の機能からの変化を起こしているものをいいます。（五つのうち少なくとも一つは①の抑うつ気分か②の興味または喜びの喪失が含まれる）

①ほとんど一日中、ほとんど毎日の抑うつ気分
②興味または喜びの著しい減退
③著しい体重減少、または体重増加。食欲の減退、または増加
④不眠または睡眠過多
⑤焦燥または制止
⑥易疲労性または気力の減退
⑦無価値観、罪責感
⑧思考力や集中力の減退
⑨死についての反復思考

次に、もうひとつの不安障害についても解説しておきましょう。

不安障害とは、パニック障害、恐怖症、強迫性障害、全般性不安障害をグループ化した名称です。いずれも「不安感」をキーワードにした精神疾患で、わけもなく強い不安感に襲われるのがパニック障害、特定の状況や場所に強い恐怖や不安を覚えてしまうのが恐怖症、不安感が消えず強迫的な観念にとらわれてしまうのが強迫性障害です。

また、漠然とした不安に常にとりつかれて、イライラと落ち着かない状態になるのが全般性不安障害です。

恐怖症には、「広場恐怖症」、「醜形恐怖症」、「高所恐怖症」、「体臭恐怖症」、「閉所恐怖症」などさまざまなタイプがあります。ある特定の物や状況に激しい恐怖感・不安感を抱いてしまい、自分でも不自然と思いつつ感情をコントロールできない状態です。

強迫性障害というのは、意思に反して、ある観念が繰り返し浮かんでしまったり、ある行為を繰り返し行わないと安心できない状態をいいます。たとえば何度も繰り返し手を洗う、戸締りが気になって何度も確認しないではいられない、満員電車に乗ると「痴漢をしてしまうのではないか」といった不安が繰り返し浮かんでしまうというものです。

うつ病も不安障害も、ともに、発症したら治療して回復するまでには長い時間を必要とする精神疾患です。

適応障害は、軽症ではあるけれども、境界性と移行性の高い精神疾患でもありますから、早いうちに適切な治療を行わないと、こうした長期の治療を要する疾患へと進んでいってしまうこともあります。

うつ病や不安障害との違いは？

さて、ここでちょっと気になるのは、うつ病や不安障害というものと適応障害は、どこがどう違ってくるのかという点です。

うつ病や不安障害も適応障害と同じく、配偶者や親・子どもの死、離婚、大病、リストラ、大きな借金、破産、異動・昇進、転勤・引越し、人間関係のもつれ、災害のショックといったことが、はっきりとしたストレス因となり、それが引き金になって発症することがあります。

とくに軽症うつ病と適応障害はとかく似通っています。自分の症状はどちらなのかと考え込んでしまう方もいるかもしれません。

軽症うつ病と適応障害が似通っているのは当然で、この二つは近縁疾患の関係にあります。適応障害とは限りなく軽症うつ病に近い病態なので、適応障害を放っておくことで、適応障害→軽症うつ病→大うつ病と移行していってしまうこともあるわけです。適応障害はうつ予備軍と考えていいのです。

また、うつ病と不安障害も近縁関係にある疾患です。軽症うつ病に限りなく近い適応障害は、不安障害にも限りなく近い精神疾患というわけです。

では、これらの疾患と適応障害はどう違うのでしょうか。

定義の面からいえば、はっきりしたストレス因子があること、これが前提となっている疾患が適応障害。原因となるストレスはなくても構わないのが、うつ病や不安障害。うつ病にしても不安障害にしても、目立つストレスがあったからといって、みんながみんな発症するわけではありません。配偶者が死んでもリストラにあっても元気な人は元気です。

軽症うつと適応障害の抑うつとの臨床的な違いでいえば、適応障害の抑うつの場合、ストレス因のあるところではうつ的だけれど、遊びや趣味の世界などでは元気でいられることもある。軽症うつ病の場合は、遊びに行こうが、趣味をやろうがダメ。すべてに関心がなくなる。ここが大きな違いといえます。

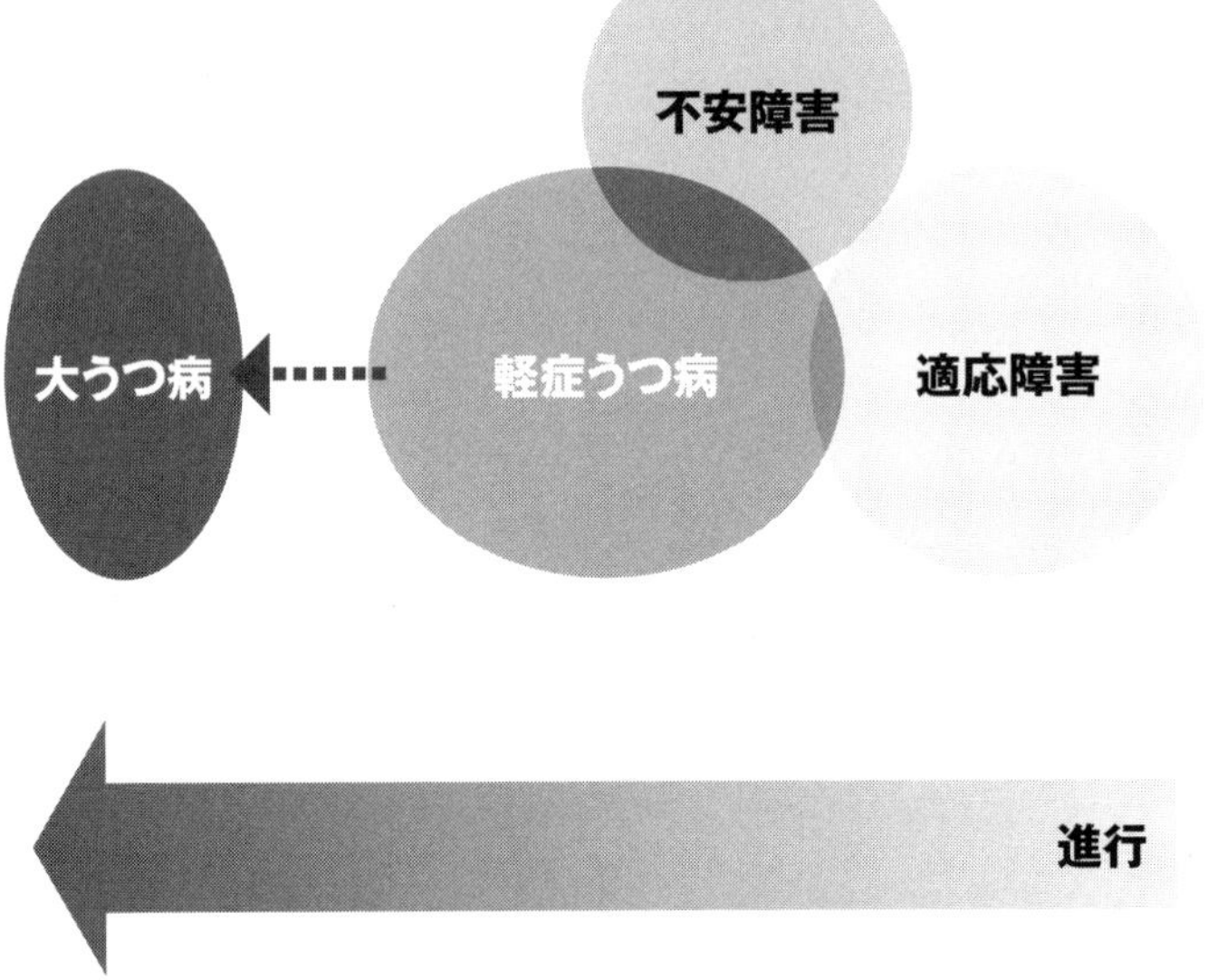

ストレス因から遠ざけてあげると元気になるのが適応障害というのも、見分け方の大きなポイントになるでしょう。
治療法に関しては、近縁疾患なだけに適応障害と軽症うつ病に大きな違いはありません。基本的には同じ治療法となるので、適応障害であっても抗うつ剤や抗不安薬が処方されることがあります。うつ病の薬を出されたからうつ病ということではないので、心配しないでください。

心の病気が本格化する前のＳＯＳ

適応障害は、精神疾患の世界でいえば、ちょうど健康と病気の境目にある病態ということができます。健康な世界から一歩病気の世界へと足を踏み入れた、健康でも本格的な精神疾患でもないグレーゾーンの状態というわけです。身体の疾患でたとえれば鼻かぜをひいた段階です。

鼻かぜのうちに薬のひと粒を放り込み、温かいものでも飲んで早めに寝てしまえば、風邪が悪化することもありません。しかし手当てをせずに放っておけば、やがて本格的な風邪ひきさんとなり、ひどくなると肺炎を起こしたり、別の病気を併発したりすることもあります。

風邪は万病の元と言いますが、適応障害も似たようなものです。万病まではいきませんが、いろいろな精神疾患の元といっていいのです。現時点では適応障害であっても、うつ病や不安障害に進んでしまう人、そしてさらには統合失調症の症状が出てくる人、人格障害であることがわかる人もいます。

どんなに健康な人でも、風邪にはかかります。鼻かぜレベルなら、誰もがしょっちゅう経験していることでしょう。心の鼻かぜである適応障害も、ちょっとしたことで誰もがかかる可能性があるのです。

健康であっても体力・気力が落ちているときは風邪をひきやすくなります。鼻かぜは身体の調子が落ちていることを教えてくれるＳＯＳ信号ともいえます。つまり適応障害も、心の健康状態がダウンしつつあることを知らせてくれるＳＯＳと考えていいのです。

また、もともとの体力が弱い人はより病気にもかかりやすく、悪化もしやすくなります。うつ的な性格、うつ的認知やものの考え方をしやすい人は、やはりうつ病になりやすく、適応障害からうつ病に移行していく可能性も高くなるといえます。ですから適応障害という軽度の段階で治してしまうことが肝心なのです。

鼻かぜレベルで治してしまうのか、状態をひどくしてしまうかは、いかに早くケアするかで変わってきます。

適応障害はカウンセリングや薬物療法、心理療法によって必ず治っていくものです。これは心のＳＯＳ信号なのだと思って、本格的な精神疾患の世界へと足を踏み入れる前に、一刻も早く心の専門家にかかりましょう。

軽くても気が抜けない疾患

ここからは、治療する側が留意しないといけないこと、という視点で適応障害について触れることにします。

心身の不調を訴えている患者さんが目の前にいる。その診断を下すときは訴えを聞き、ヒアリングをし、慎重に判断をしていきます。基本的に適応障害の診断は、『ＤＳＭ―Ⅳ』に出ている他の基準に引っかからなかった場合につけるわけですが、中高年であれば、その際うつ病との鑑別がとくに大事になります。

これが青少年になると、鑑別診断はもっと慎重に行っていかなければなりません。青少年の診断に非常に気を遣うのは、裏に重篤な精神疾患が潜んでいる可能性があるからなのです。

人格障害が中高年で発症する例は稀です。というのは、大概がもっと早い時期に表面化してくるからで、年齢がいってから人格障害が見つかったというケースはめったにありません。

いっぽうの青少年期は、そのあたりがじつに微妙です。若い人の適応障害は、精神病の前駆的症状となることがあり、ストレス因が引き金になって発症してくることがあります。

正確には、もともと統合失調症があるのだが、診療の時点では適応障害の症状しか現れていないわけです。

「……現段階ではきちんとした診断基準に引っかからないけれど、将来的にも大丈夫ということは言えないぞ。適応障害として治療した数年後に、今度は精神病患者さんとして再び私の前に座っているなんてこともあるのだ」

という慎重さが、青少年の鑑別診断では必要になってきます。適応障害は誰でもかかりうる疾患ではありますが、「ちょっと待てよ」とひと呼吸おいて、大事に扱うことが青少年の場合は重要なのです。

また、心の問題というのは、表層的に現れている問題の、さらに背後に、別の大きな問題が隠れていることも少なくありません。人の悩みを扱い、微力ながら解決のお手伝いをしようというのが仕事である以上、治療する側には、患者さんが抱えている「問題のサイズ」にも目を向ける視点が大切になってきます。

そもそも悩みの大きさというのは主観的な要素が強く、患者さんが抱えている悩みも、他者から見れば取るに足らない小さな悩みにしか見えないことがあります。

たとえば強迫神経症の患者さんが、ガスの元栓を締めたかどうか不安で外出できなくなってしまう。そこで「何でそんな小さなことにこだわって苦しんでいるのか」と呆れるのが一般的な健康人です。本人にとっては大問題、他者にとっては極小問題。同じ問題も、人が変わればサイズが変わります。

さらに、精神療法家の目を通すと、問題のサイズがまたまた変わっていきます。ガスの元栓にこだわるという小さな現象の背景に、もっと大きな問題の存在を考えるのです。

適応障害の場合も同じです。「適応障害で苦しんでいるのだから、さっさとストレスを取り除いて治してしまえばいい」と素人は考えます。これは等身大のサイズで問題を解決しようという考え方。

しかし私たち医師は、この人の背後には、もっともっと大きな解決不能な問題があるのではないか。その問題から来ているひとつの現象として、いまの問題に苦しんでいるのではないかと考え、解決法を考えていかなければなりません。

「目に見える形でわかりやすくS、M、Lと表示してほしい」と望んでも、心の問題にそれはムリ。ですから問題のサイズをどう設定するかも、適応障害を扱う場合の大きな視点として大切にしていかなければならないのです。

第2章

マジメすぎて苦しくなる本当の理由

ストレス病体質なのはどんな人⁉

「なりやすい人」「なりにくい人」

同じ事柄でも、ストレスを強く感じる人がいれば、まったく平気な人もいます。またストレスと感じていないのに、ストレス病を発症してしまう人もいます。いったい、その違いはどこから出てくるのか不思議になりますね。

その違いに触れるにあたって、まず最初に、あなたはストレス病になりやすい人かどうかをみてみましょう。次にあげる項目のなかで、どのくらい自分にあてはまるものがありますか？

①仕事好き
②徹底的にやりたい
③責任感が強い
④義理を重んじる
⑤頼まれると断れない

⑥争いごとは苦手
⑦気が小さい
⑧評判を気にする
⑨極端なことはしない
⑩目立つのはいや
⑪ほがらかで明るい
⑫熱しやすい
⑬常識家
⑭片づけ好き、きれい好き
⑮几帳面

チェックがつけばつくほど、周りからは非のうちどころのない「よい性格の人」と見られることは間違いなしです。でも、「まるで自分のことを言われているようだ」と感じた方は、ちょっと注意が必要でしょう。

「よい性格でどこが悪い。性格は悪いよりもいいほうが、いいに決まっているじゃないか」と考えるのはごもっとも。しかし長所も、過ぎれば短所に早変わりします。

ストレス医者の目から見れば、あまりに「よ過ぎる性格」は危なっかしくて仕方がない。自分を抑え、ストレスをため、「どこかで随分無理してるんじゃないの?」と突っ込みたくなります。「性格がいい」人ほどアブナイというのは、この業界の常識なのです。

現代人は平均化して個性がなくなった、味も香りもしないと言われるようになりましたが、いっぽうで情報化は進み、個体＝一人ひとりで見れば考え方や行動の仕方は多様化しています。

その人なりの考え方、行動様式というのは、いうなれば性格のクセ（傾向）を表わしているものです。性格のクセは、もって生まれた体質、もともとの気質や成育過程で培われた気質、社会全体という大きな環境からの影響、その人が属している社会の環境、こうしたことが絡み合ってつくられていきます。ストレスに対する反応が強いか弱いかの違いも、そこから生まれてくるわけです。

適応障害の治療にも用いられる「交流分析」という心理療法では、エゴグラムというテストを行うことで、その人の性格傾向を調べていきます。エゴグラムで出てくる性格のクセのタイプもいろいろあって、特徴もそれぞれ、当然ストレスへの対処の仕方もそれぞれです。

参考までに、性格のクセが強すぎると、どんなタイプの人間ができあがり、どんな特徴や弱点があるかを紹介してみましょう。

・「ガンコ親父」タイプ↓固すぎてもろい
・「世話焼き」タイプ↓世話を焼く相手がいなくなると、逆に世話が焼ける
◎「依存者」タイプ↓人におまかせの人生は高くつく
・「ルーズ」タイプ↓ソックスほどには喜ばれない
・「かんしゃくもち」タイプ↓煮ても焼いても食えない〝もち〟の〝もちぬし〟
・「白日夢」タイプ↓昼間の夢も、乙女であれば許されるのだが
◎「忍の一字」タイプ↓ときには必要。でも一字だけでは〝ニンゲン〟となれず
・「ボランティア」タイプ↓〝だけしか〟できないのも、何かヘン
・「自己中心」タイプ↓自己が中心なのは大変結構。だが、過ぎれば脱中心が課題となる
・「葛藤」タイプ↓ノイローゼ一派の中核派
・「爆発」タイプ↓火気厳禁。水をさしても効果なし
・「いじけ」タイプ↓わかってくれないのはアナタのせいと、こじれる例が多い
◎「お人よし」タイプ↓NOと言えずに最後にダウン

・「おふくろ」タイプ→子どもが巣立つと穴がポッカリ

◎「働き中毒」タイプ→滅私奉公で過労死するか、うつ病になるか

・「孤高の人」タイプ→独自の路線をマイペースで行く

・「思い込み」タイプ→病を自家製造し、自己診療に汲々とする

◎「厭世」タイプ→うつ病の元祖にして家元

では、このなかでマジメすぎて適応障害になりやすいタイプはどれか。しいて候補をあげるとしたら、「依存者タイプ」、「忍の一字タイプ」、「お人よしタイプ」、「働き中毒タイプ」、「厭世タイプ」が危険度高しです。

要は、マジメでがんばり屋、自分の役割に忠実なタイプの人というのが適応障害になりやすいといっていいのです。

「なりやすい人」の体質・気質の特徴は？

マジメすぎて、がんばり過ぎる、〝過ぎ〟の二乗で生きている人は、傍《はた》から見れば「いい社員」「いい学生」「いい妻（夫）」「いい親」「いい恋人」に映ります。でも、こんないい人ほど、情動の取り扱いがヘタクソであることも少なくなく、適応障害へと自分を追い込

んでいきやすいのです。

情動とは、怒り、恐れ、喜び、悲しみ（哀しみ）、不安、緊張、驚き、嫌悪、愛情といった感情の動きのことですが、マジメすぎる、がんばり過ぎる人は、この情動の処理の仕方に問題がある場合が多いので、心と身体がストレスで悲鳴をあげてしまうわけですね。

たとえば適応障害になりやすい人の気質的、体質的特徴をあげてみましょう。

気質で言えば、まずひとつめには「情動を抑圧してしまう」ということがあげられます。感情を押し殺してしまう、イヤなことがあっても表に出さない、頼まれると「イヤだ」と思っても断れない、決まったパターンでの生活を好む、表現力に乏しい。このように自分の感情をギュッと押さえつけてしまう傾向が強ければ、ストレスはたまるばかりで逃げ場がなくなります。

次が「情動の未分化」です。これは自分の感情をどうとらえて、それをどう表現していけばいいのかがわからないということです。

情動が未分化な人というのは、情動の処理の仕方を教えられずに育ってきてしまった人でもあります。そのため、環境の変化に対応して、その時々で適切に感情を認知し、表現するということができなくなります。

寂しい、悲しい、怒っているなどの感情が自分でわからず、感情表現の代わりに過食に走る、拒食になる。自分がどういう感情状態にあるかがわからず、ただイライラばかりが募り、些細なことで相手に手ひどい暴力をふるう。こうした摂食障害や暴力行為は、情動の未分化から起こるものといえます。

情緒が不安定で対人関係においてトラブルを起こしやすい、他人の心を思いやることが苦手、怒りっぽいなどの傾向が強い。感情面で非常に子どもっぽく、共感能力が欠如しているという点も、大きなキーワードといえるでしょう。

さらに身体感覚を抑圧してしまいがちであるというのも、適応障害になりやすい人の気質的特徴といえます。

「この仕事を仕上げてしまうまでは」「いまは忙しいから」と空腹をがまんしたり、トイレに行くのをがまんしたりしてしまう。あるいは教育やしつけで「身体感覚を表現することは、はしたないこと」と教えられ、人前では身体の欲求をがまんしてしまう。

こうしたことが続くと、睡眠リズムや呼吸、各種の臓器の働き、細胞や組織などの働きをコントロールしている自律神経の機能に狂いが生じて、身体の調子もおかしくなります。

適応障害になると、身体にいろいろな不調が起きてくるのは、身体欲求を黙殺してしまいがちな気質とも関係しているのです。

　では気質ではなく、体質という面から見たらどうでしょうか？

「適応障害になりやすい体質なんてあるの？」と思われるかもしれませんが、体質とはもって生まれた素質のこと。気質とも大いに関係し、ストレスに対する反応の仕方にも影響してきます。

　とくに、情動と密接に結びついている自律神経のコントロール機能が低い、安定が悪いといった体質をもっている人は、ストレス耐性レベルも低くなります。ストレスの影響もそれだけ受けやすく、適応障害にもかかりやすくなるのです。

　子どもの頃に、ミルクを吐きやすい、下痢をする、熱を出しやすい、おびえ泣きが多かった、自家中毒を起こした、乗り物酔いがひどい、環境が変わると熱を出したり眠れなかったりということが多かった。

　思春期以降になると、低血圧、めまいや立ちくらみが多い、頭痛を起こしやすい、便秘や下痢などの排便異常がある、女性の場合は生理不順、月経困難、ＰＭＳ（月経前症候群）がある。

　このような傾向の強い人は、もともとの自律神経の調節機能がうまく働きにくい人といっていいでしょう。体質的にストレスに弱く、傾向の少ない人と比べると適応障害にかかりやすいと考えられるのです。

「なりやすい人」のストレス処理と人格的な特徴は？

適応障害は、あるストレスに対してうまく適応できず起こる疾患ですから、ストレス処理の仕方がうまいか下手かは、発症する・しないに大きく関わってきます。もちろん、処理が下手な人ほどなりやすいというのは言うまでもありません。

たとえば、なりやすい人には次の特徴が見られます。

●傷つきやすい――神経が過敏で、ささいなことでも傷つき、いつまでも気にする。

●切り替えが下手――すぐに気になったり、いつまでもとらわれたりして、頭の切り替えや生活の切り替えがうまくできない。

●人の目や評価が気になる――自分は自分という考え方ができず、他人の目が非常に気になる。また自己評価より、他人の評価のほうが気になり、「どう思われるか」とビクビクしてしまう。

●相談できる相手がいない――自分への自信のなさから、周りの人とうまく交流することができない。そのためイザというときに相談できる人がいなくて悩みを抱え込みがちになる。

また、人格的な特徴としては、次のような性格特性を備えている人ほどストレス処理が下手といっていいでしょう。

●権威型――対外的な「権威」を失うことが、大きなストレス因子となりやすいのが「権威型」。とくに仕事一筋で、趣味なし、生きがいなし（仕事以外の）で来てしまった権威型が、定年退職で会社の肩書きをなくしたり、降格や異動になったり、リストラにあったりしたときは黄信号が大きく点滅する。

●奔放型――このタイプは、上昇と下降の振幅が大きく、波に乗っているときは問題ないが、一度うまくいかなくなると一気にドカンと落ち込む。下降に向かい始めると、どうにも止まらず、すべてがストレスとなり、あらゆることに不適応状態となってしまう。

●依存型――過保護、過干渉な環境で育てられ、常に依存できる対象を求めてしまうタイプ。伴侶や恋人、子どもといった、愛情面で依存できる対象を失うことが大きなストレスとなり、それを乗り越えることがなかなかできない。

●愛情飢餓型——育った過程で十分な愛情を受け取ることができず、対人関係でストレスをためやすくなるのが特徴。愛し、愛されるという経験に乏しいので、自分に信頼感がもてず、他人を信頼することもできない。ストレス病の発症率ではナンバーワンといってよく、適応障害に限らず、あらゆる心の病気に対して抵抗力がないのがこのタイプ。

以上、気質、体質、ストレス処理、人格と、いろいろな観点から、適応障害になりやすい人をあげてきましたが、「なりやすい人」たちは、往々にして認知（ものごとのとらえ方）の仕方にも大きな共通項があります。

大きな特徴としては、まず第一にバリバリの「デジタル思考」であるということです。何ごとも成功か失敗か、勝つか負けるか、いいか悪いかの「ゼロか1か」しかなく、中間がありません。勝ち組になれなければ負け組になるしかないと思い込み、その中間でほどほどに生きるという概念が欠落してしまうのです。

また「一神教的思考」にも陥りやすくなります。「これ」と思ったら、絶対にそれしかなく、ほかにもさまざまな考え方がある、生き方がある、やり方があるということを認め、受け入れることができません。多様性ということに思いが至らないのです。

マジメすぎるがゆえに思考が極端になりやすく、冗談が通じない、役割を二つ同時にこなせない、「まあいいや」と思えない。ゆるやかに生きることを自分に許すことができない人たちほど、適応障害になりやすいといえます。

深い根っこにあるのは「ビタミン愛欠乏症」

ゆるやかに生きることを許す、ほどほどであることを許す。「許す」ということができれば、人はそうそう心の病気に陥ることはありません。適応障害をはじめ、心の病気では「許し」がひとつのキーワードになるといってもいいのです。

同じストレスを受けながら、適応障害になる人とならない人がいるというのは、自分に対してどのくらい「許し」を与えてあげられるかの違いともいえます。言葉を換えれば「こういう自分でも許されるんだ」という安心感があるかないかの違いなのです。

マジメすぎる、がんばり過ぎる人は、「こんなことでは、こんな自分では許されないんじゃないか」という思いを抱えたまま手放すことができず、ムキになって完璧を目指そう

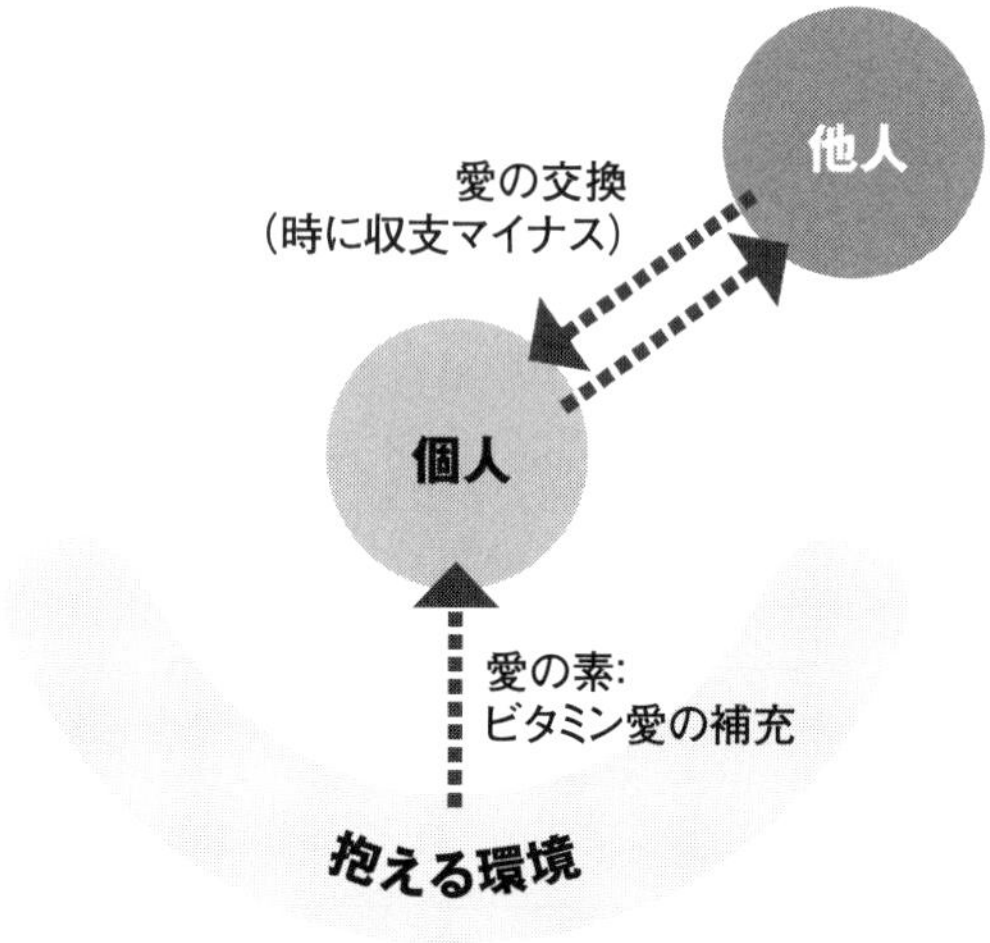

としがちです。しかし完璧を目指そうとすればするほど、ストレスもまた大きくなっていくのです。

では、どうして、そうなるまで自分をがんばらせてしまうのでしょうか。その根っこにあるのは「がんばらないと認めてもらえない、愛してもらえない、罰せられる」という不安感です。

適応障害に限らず、心の病気になる人というのは、全般的に心に栄養素が足りない人たちなのです。大事なビタミンが不足していることからくる欠乏症といっていいでしょう。

その不足しているビタミンというのが「ビタミン愛」。心の病気というのは、ひと言で言えば、すべてが「ビタミン愛の欠乏症」です。

小さい頃から愛された経験が不足していて、愛されたいという気持ちが強いから、必要以上にがんばってしまう。「がんばらないと愛されないんじゃないか」という不安をもってしまうわけです。

拒食症などは、その典型といえます。拒食症の人は、このままでは愛されないと思い込んでいる人たちです。このままの自分でいいと思える人はなりません。十分痩せているのに、それでも「まだ（こんな私では）ダメ」だとダイエットし続けているのです。

統合失調症の患者さんの幻覚妄想も、「こういうふうに世界を理解すれば、みんなに受け入れられるんだ（逆に、そう理解しなければ、つじつまが合わないことばかりだ）」という思い込みからきているものです。

万引きや盗難グセが治らない子どもたちも同様です。万引きをすると、そのときだけお母さんが自分に向き合ってくれる。だから万引きをしてしまうという子がいました。その子の両親は学校の先生で、普段は非常に厳しい。それが万引きをしたときだけ優しくしてくれる。万引きは愛情を求める行為なのです。その証拠に、そういう子たちはほとんどの場合、わざと捕まるように万引きをやっています。

不適切な行動をすると周りが注目してくれる、だから悪い症状や行動が手放せなくなってしまう。問題行動も、心の病気も、言ってみれば愛を逃さないための病的防衛です。

適応障害も、じつはそうした「うまくいっていた時には当たり前と思われていた防衛」が壊れて起こる疾患であるということができます。かかる可能性自体は一〇〇パーセントで、どんな人がなってもおかしくはない。ところが実際には、大きなストレスがあっても適応障害にはならずに乗り越えていく人もいる。いっぽうで発症する人もいる。その違いは、ひとつには「ビタミン愛」の充足度からくるといっていいでしょう。

「ビタミン愛」が不足すると、人は依存的になります。頼り、頼られてという形の健康的な依存は、健康な社会生活を営んでいくうえで大切ですが、何かに頼らずにはいられない病的な依存は、それが断絶したり否定されたとき、さまざまな弊害を引き起こします。病的依存の人は、適応障害はもとより、うつ病、依存症などなど、とにかくいろいろな心の病気になりやすいのです。

あなたはどうか？　性格のクセ&ストレス耐性をチェック

適応障害は、ストレスから社会生活に不適応を起こして発症するものですが、どのようなストレスに対して、どのくらいのレベルまでくると適応できなくなるかは、個人の資質によって違ってきます。

ただ、ここまで説明してきたように、適応障害になりやすい人のタイプをまとめると、大きくは「マジメすぎる人、がんばり過ぎる人」といっていいでしょう。

またストレス耐性レベルの程度も、発症と大きく関与してきます。耐性が高ければ、ある程度のストレスに対処していくことができますが、低ければ、それだけ適応障害を発症する率も増えていきます。ですから適応障害を治す、あるいは予防するうえで、自分の性格傾向やストレス耐性レベルをある程度把握しておくということは大事です。

次ページのストレス耐性テストで、自分の性格傾向やストレスに対する強さをはかってみてください。自分を知ることは、日頃の生活スタイルやものの考え方、認知の仕方を見直すという意味でも役立つはずです。

また、前述した「エゴグラム」というテストも、適応障害にかかりやすい性格かどうかを知るために役立ちます。市販されている「新版　ＴＥＧ」（金子書房）、「自分がわかる心理テストパート２」（芦原睦、講談社ブルーバックス）などで、ぜひ試してみてください。

ストレス耐性度チェックリスト

次の各項目について、自分に当てはまるものに○をつけて合計点を出し、下のように判定します。

	項目	めったにない	ときに	しばしば	いつも
1	冷静な判断をする	1	2	3	4
2	明朗である	1	2	3	4
3	表現するほうである	1	2	3	4
4	楽しい	1	2	3	4
5	人の顔色が気になる	4	3	2	1
6	前向き	1	2	3	4
7	うらやましがる	4	3	2	1
8	動くことが好き	1	2	3	4
9	人をとがめる	4	3	2	1
10	人の長所を見る	1	2	3	4
11	融通がきく	1	2	3	4
12	手紙の返事をすぐ書く	1	2	3	4
13	のんき	1	2	3	4
14	事実を確かめる	1	2	3	4
15	配慮する	1	2	3	4
16	感謝できる	1	2	3	4
17	友人が多い	1	2	3	4
18	家庭内不和	4	3	2	1
19	仕事がきつい	4	3	2	1
20	趣味がある	1	2	3	4

評　価	1	2	3	4	計
○の数					20
点　数					

20点〜40	40〜50	50〜80
ストレスに弱い	普通	ストレスに強い

（桂戴作）

簡易ストレス度・チェックリスト（自己評定用）

次の各項目について、自分に当てはまるものをチェックし、各１点として合計点数（30点満点）を算出し、その点数によりストレス度の評定を行います。

1	頭がスッキリしていない（頭が重い）。	
2	目が疲れる（以前に比べると目が疲れることが多い）。	
3	ときどき鼻づまりすることがある（鼻の具合がおかしいことがある）。	
4	めまいを感じることがある（以前はまったくなかった）。	
5	ときどき立ちくらみしそうになる（一瞬、クラクラッとすることがある）。	
6	耳鳴りがすることがある（以前はなかった）。	
7	しばしば口内炎ができる（以前と比べて口内炎ができやすくなった）。	
8	のどが痛くなることが多い（のどがヒリヒリすることがある）。	
9	舌が白くなっていることが多い（以前は正常だった）。	
10	今まで好きだったものをそう食べたいとも思わなくなった（食物の好みが変わってきている）。	
11	食物が胃にもたれるような気がする（何となく胃の具合がおかしい）。	
12	腹が張ったり、痛んだりする（下痢と便秘を交互に繰り返したりする）。	
13	肩がこる（頭が重い）。	
14	背中や腰が痛くなることがある（以前はあまりなかった）。	
15	なかなか疲れがとれない（以前に比べると疲れがたまりやすくなった）。	
16	このごろ体重が減った（食欲がなくなる場合もある）。	
17	何かするとすぐ疲れる（以前に比べると疲れやすくなった）。	
18	朝、気持ちよく起きられないことがある（前日の疲れが残っているような気がする）。	
19	仕事に対してやる気が出ない（集中力もなくなってきた）。	
20	寝つきが悪い（なかなか眠れない）。	
21	夢をみることが多い（以前はそうでもなかった）。	
22	夜中の１時、２時ごろ目がさめてしまう（そのあと寝つけないことが多い）。	
23	急に息苦しくなることがある（空気が足りないような感じがする）。	
24	ときどき動悸をうつことがある（以前はなかった）。	
25	胸が痛くなることがある（胸がギュッと締めつけられるような感じがする）。	
26	よくかぜをひく（しかも治りにくい）。	
27	ちょっとしたことでも腹が立つ（いらいらすることが多い）。	
28	手足が冷たいことが多い（以前はあまりなかった）。	
29	手のひらやわきの下に汗の出ることが多い（汗をかきやすくなった）。	
30	人と会うのがおっくうになっている（以前はそうでもなかった）。	

採点：１項目を１点とする。
評定：0〜5　正常　　6〜10　軽度ストレス（要休養）
　　　11〜20　中等度ストレス（要相談）　21〜30　重度ストレス（要受診）

（桂戴作）

適応障害を起こす心と体のメカニズム

そもそも「適応」とはなんぞや？

「適応障害」というとどうしても「社会的不適応」を連想してしまいますが、その定義は間違っています。ただし、適応障害による症状によっては、社会生活に適応できなくなる状態にもなります。では、そもそも「適応」というのはどういうことなのかを、ここで改めて考えてみましょう。

適応とは、「環境に対する適合的な行動や態度をとることで、周囲や自分との調和的な関係を保つこと」をいいます。

したがって、環境や状況に適応できない「不適応」も、調和的な関係が築けないといった面で大いに問題がありますし、反対に適応し過ぎた状態の「過剰適応」も、調和のバランスを崩してしまう意味から問題といえます。

適応のし過ぎとは、環境に無批判的に同調してしまうことです。従順で、異を唱えることなく、どこまでも限りなく「いい人」であり続けます。そこでは個人の主体性や創造性といったものは抑え込まれた状態です。

つまり、自分という自己をどこかに置き去りにして、親のための自己、会社のための自己、恋人や伴侶のための自己を演じてしまうわけです。

本来の自分ではなく、偽りの社会的自己で周囲との関係を保とうとするわけですから、当然、本人の心のなかはギャップからくるストレスで大変苦しいものになります。自分が適応しなければならない環境や状況が次第に苦痛となり、やがてその環境や状況に不適応を起こすこととなります。

本来、環境や状況に合わせて自立的に、柔軟に自分を変えていく、自分の要求や願望に合うように環境を変えていく、あるいは自分も変わり、環境も変えることで最適な状況にしていく。

そうやって周囲や自分との調和的な関係を続けていくことが、健全な社会的「適応」の仕方です。環境や状況に無理やりに自分を押し込め、枠にはめようとすれば、どこかに無理がくるのは当たり前なのです。

適応の仕方がうまくいかなくなって、調和のバランスを欠いてしまったのが適応障害であり、「不適応」と「過剰適応」の関係から見ると、適応障害は結局、「過剰適応」という原因があって、「不適応」という結果が生じた、適応メカニズムの狂いともいえます。

発症の原因

ストレスに対してどう反応するか、ストレスをどの程度敏感に受け止めてしまうか、こうした反応性や感受性については人それぞれに違い、個体差というものがあります。ですから適応障害の発症ということでも、その人がストレスというものにどのように対するのかで、大きく変わってくることは間違いありません。

ただし発症のメカニズムの差はなく、基本的には外部の環境変化によるストレスと、その人の心や身体の内側にあるストレス対処要因とがどう絡むかが、発症原因の一番の問題となります。

そこで、ここでは外的要因（外部環境）と内的要因（個体のなかにある要因）とがどう関係し、適応障害を発症させる原因となるのかについて説明していきたいと思います。少々、固い話になりますので、あまり興味がもてなそうだという方は読み飛ばして85ページに進んでください。

外的要因──外部環境はすべてがストレスになる

外部の環境変化は、すべてが人にとってストレスとなります。政治体制が激変する、経済、文化、価値観が変わるというような大きな変革や、事故にあう、ケガや病気、手術をする、出産をする、慢性病にかかっている、中毒や過労といった直接的な変化もストレス。急激な温度変化、気圧の変化、騒音、臭気、地震・火事・洪水などの自然災害もストレスになります。

夫婦、親子、兄弟、恋人、友人、隣人、嫁姑、同僚、上司、部下、取引先との関係など、日常生活を営むうえでかかわらなければならない人たちとの対人関係が大きなストレスになることもあります

生活環境の変化もストレスの元となります。就学・進学、留学、転勤、引っ越し、単身赴任、異動・配転、転職、失業、倒産、定年、失恋、結婚、離婚、離別・死別、別居、同居などがそうです。

これら外部環境の変化は、すべてがストレッサーです。すぐにストレスとなるかどうかは、その人の受け取り方によって違いますが、自分の処理能力以上のストレスが加わると、ストレス反応として適応障害が起こるのです。

また、その人がどのような集団に属しているかによっても、外部環境からくるストレスは緩和されたり、倍化したりといった動きをします。人間性を尊重し、さまざまな面でサポートしてくれる集団であれば、ストレスの影響は少なくなります。

反対に、人間性を無視し、効果・効率、従順性ばかりを求め、社会に適応することを要求する集団であれば、ストレスレベルは倍化していくのです。

内的要因―その人の内部に潜む心身面での要因

ここで問題となるのは、ストレスに対する感受性や反応性と大きくかかわってくる「脳」との関係です。

人間の脳は、頭蓋骨に近い部分から大きく「大脳新皮質」「大脳辺縁系《だいのうへんえんけい》」「脳幹《のうかん》」「小脳」の四つの部分に分けられますが、ストレス処理と関係してくるのが、このうちの「大脳新皮質」「大脳辺縁系」です。それぞれの働きを簡単に説明しておきましょう。

●大脳新皮質

進化によって発達してきた脳で、人間が人間であるための脳です。ここは、本能や情動を抑制したり、反応を緩和したりするコントロール機能を司る部分です。「考える」ということができるのも、この脳があるからです。

●大脳辺縁系

古い皮質の脳で、食欲や性欲という本能、怒りや恐怖などの情動はこの部分で感じます。本能や情動は動物の生存や繁殖に不可欠な原始的機能で、これがないと個体の生命を維持していくことができません。ですから外部からの刺激に対して敏感に反応し、状況に応じて、視床下部を通じ血管や筋肉といった組織、臓器や器官の働きを変化させます。

視床下部は、体温調節、水分バランス、血圧、睡眠、糖質・脂質代謝、情動表現などをコントロールする中枢で、大脳辺縁系からの情報によって血管の収縮や拡張、発汗を行ったり、ノドが乾く↓水を飲む、お腹が空く↓食物を食べるなどの行動を起こさせます。情動によって、身体の各種器官や組織の機能を変化させるのも視床下部の役割です。

脳のなかの各部分はそれぞれに連携をとりあって、その人の心や身体のバランスを調整しています。大脳辺縁系（視床下部）と大脳新皮質も、大脳辺縁系が感じた本能や情動を大脳新皮質がコントロールすることで、動物とは異なった人間として適切な行動をとらせたり、生命維持に最適なメカニズムを機能させたりしています。

脳の構造

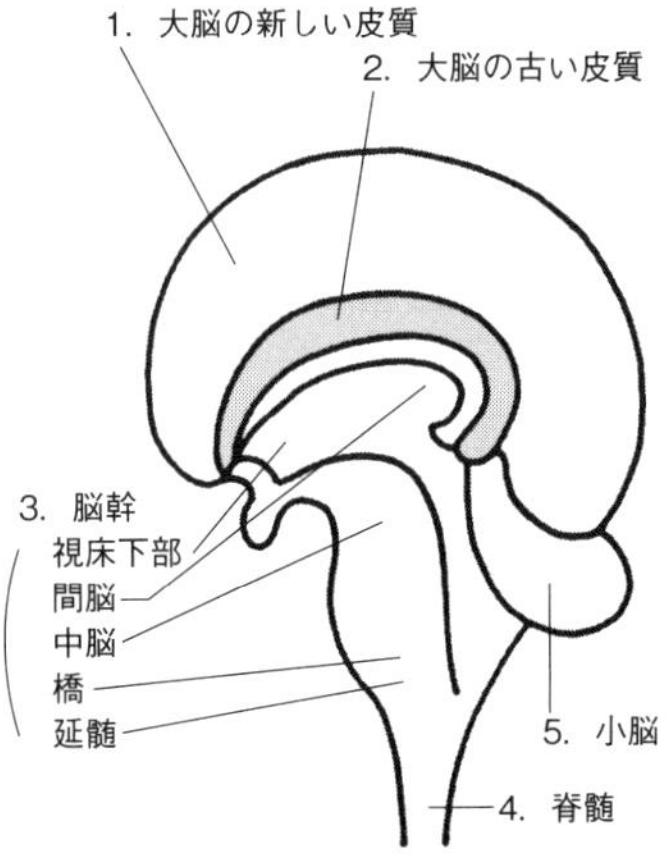

脳の機能的構造

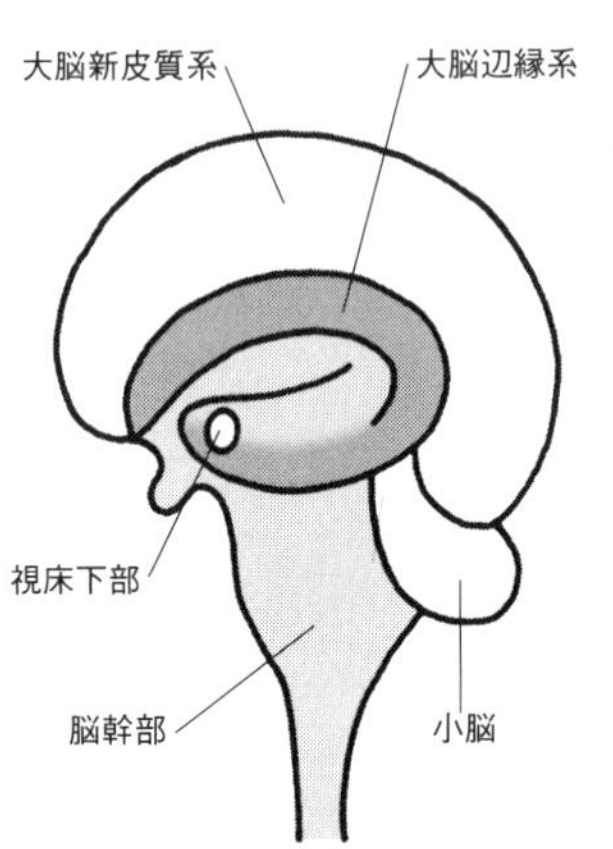

したがって、大脳新皮質と大脳辺縁系の連携に不備が生じれば、ストレスの処理が上手にいかず、心にも身体にも「不調」という形でさまざまな影響が出てきます。

連携の不備を生じさせる要因には、たとえば交通事故による後遺症や、手術・大病などによる体力の低下といった、身体器官そのものの弱まりもあれば、生まれついた体質もあります。

さらに、成長する過程で二次的につくられた場合もあります。

先述した「情動の抑制」「情動の未分化」は、二次的学習による連携の不備からくるものといっていいでしょう。

また大脳新皮質が過敏で過剰に反応してし

まい、適切に情報を認知したり、処理をするということがうまく行えなくなっている場合もあります。

ストレス処理の差はここにある

ストレスの大きさは、外部環境の変化が、どれだけ内的要因と絡み合っていくかで変わってきます。外部環境の変化はすべてが人にとってストレッサーとなりますが、それを受け取る内的メカニズムがどのような状態であるかで、大きなストレスと感じてしまうか否かが違ってくるのです。

大脳新皮質のコントロール機能が強く働くと、何ごとも抑制が効きすぎてしまい、内側にストレスをためやすくなります。睡眠不足や過労も増えますから、身体の活動水準も低下しがちです。そんなときには、外部環境の変化はより強いストレスとなるのです。

いっぽう、強い環境変化にさらされたときには、それまでのストレス処理メカニズムが通用しなくなり、心の均衡状態が大きく崩れてしまいます。こうなると、ますます外部の環境がストレスとして受け止められやすくなっていきます。

情動反応を促進させるような刺激（大脳辺縁系から視床下部につながる働き）と、それを抑制しようとする刺激（大脳新皮質の働き）が同時に働くような状況が続いたり、目まぐるしく変化するような状態が続くと、以前はストレスと感じなかったことにも敏感に反応しやすくなっていきます。

外部環境の変化にどう対応していくか、それがどの程度のストレスになるかは、そのときの内側の状態によっても変わり、個人差もあるわけですが、現代人の場合はとくに外部と内部のバランスが崩れやすくなってきているといっていいでしょう。

その背景にあるのは、もって生まれた体質や気質というよりも社会環境です。現代社会が適応障害を急増させているということだけはたしかで、間違いないことなのです。

適応障害は現代の文明病

「脱脂粉乳社会」が苦しいストレス病を作り出している

適応障害は個々の精神病理という面もありますが、社会病理のひとつの現象といっていいと思います。適応障害という概念ができたひとつの背景には、「適応」という、誰も否定できない社会生活上の大きなテーマがあります。その巨大なお化けに飲み込まれてアップアップする人が適応障害を起こしているのです。

適応を最初から考えていない人は、適応障害にはなりません。

管理職に向かない人が管理職になってしまった、営業に向かない人が営業部門に異動させられた、医者になどなりたくないのにがんばって医大に行ったけれど臨床の場になるとイライラしているなど、適応障害になるべくしてなったようなケースはゴロゴロしています。

学校の先生でも、主任になったらおかしくなったという例が少なくありません。管理に向かない人が、「管理職」に適応しなければならない、「管理職」という社会的自己を演じ続けなければならないとなれば、心身にかかる負担は大きいものとなります。

心はNOと言っているのに、それでもきちんとやらなくちゃいけないと思ってがんばるから適応障害になる。まじめな人ほど適応障害に陥りやすくて、不真面目でいい加減な人はならないのですね。元から適応しようとしないのですから。

そういう意味では、「NO」と言うことが許されず、与えられた状況や環境に適応せざるを得ない現代社会が引き起こしている、非常に現代的な病気ともいえるわけです。

いまの日本社会は、理屈や理論、論理、理性、数値的価値が優先され、ロゴス的に生きることばかり求められて、生きる快感や快楽、芸術的要素といったエロス性が表向きなくなってきてしまいました。そんな社会をまじめに生きる現代人は輝きを失っています。

脂肪分がなくておいしくない。ツヤも、色も香りもないし、余分なものをできるだけ排除しようとする現在の社会を、私は「脱脂粉乳社会」と呼んでいます。「脱脂粉乳社会」のなかでは唯一「成果主義」という栄養価値の評価だけがズバ抜けて高くなっています。

偏差値、売り上げ、利益というものばかりが重要視されて、それを摂取することがよいとされている社会ですから、政府も企業もどんどん奨励する。教育委員会もご推薦ですから、教育の現場も勉強ばかりの脱脂粉乳状態です。脱脂粉乳しか飲むことが許されないの

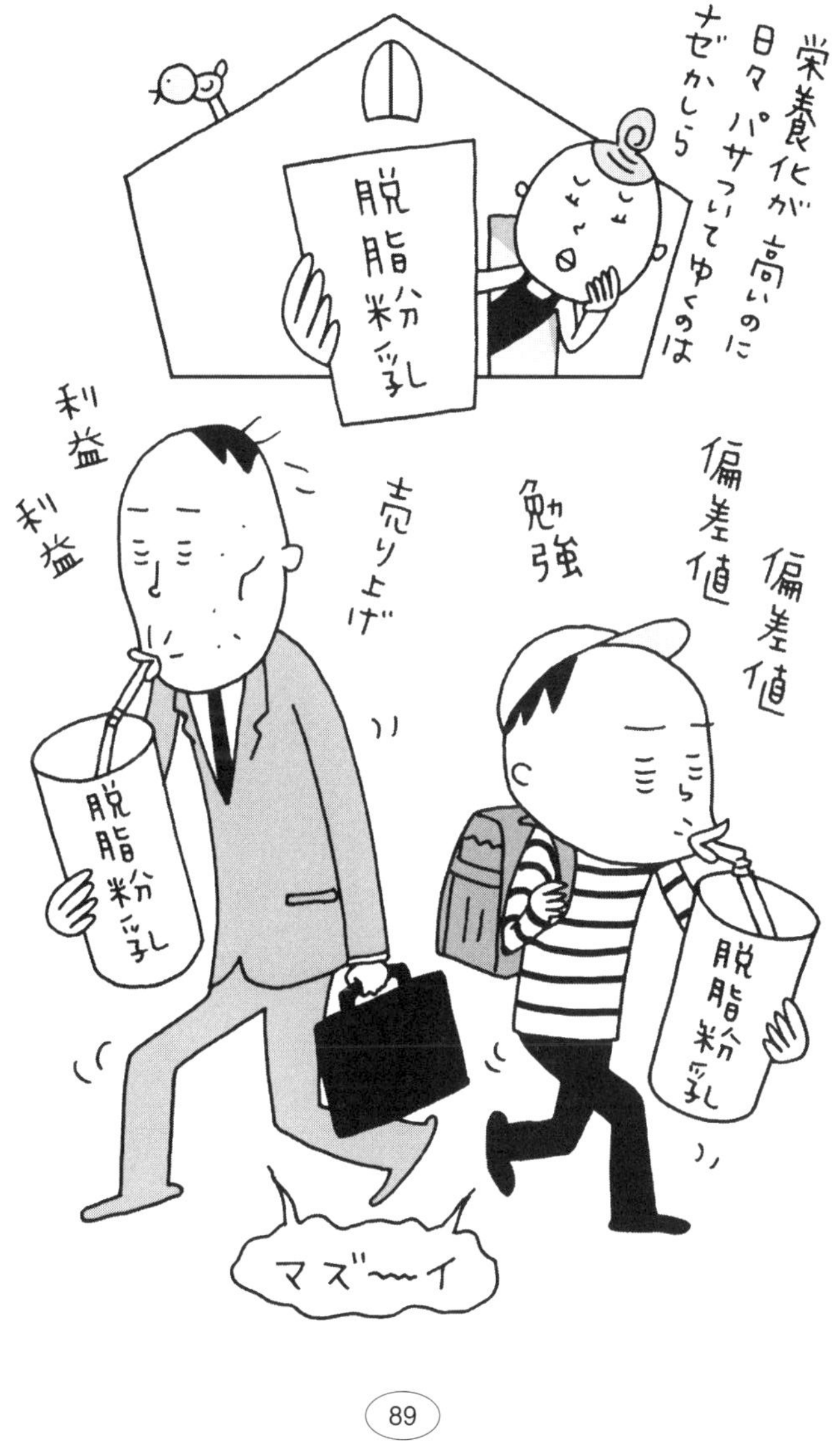
栄養化が高いのに
日々パサついてゆくのは
ナゼかしら
脱脂粉乳
利益
利益
売り上げ
勉強
偏差値
偏差値
脱脂粉乳
脱脂粉乳
マズ〰イ

で、子どもからも大人からも脂が抜けて、ツヤも輝きもなくなっていくのは当然でしょう。

楽しい社会をつくるためにはお金は必要です。しかし、だからといってロゴスばかりでは人間としてイキイキ生きることはできません。人間が心も身体も健康に、健全に人生を生きていくためには、必ずエロス性が必要なのです。「楽しく暮らすためにお金を稼ぐ」といった発想で、エロス的要素も取り入れながら社会生活を営んでいく。そんな知恵が現代人に最も必要とされていることではないかと思います。

適応障害が話題になってきたというのは、ある意味で文化が成熟し、軽いレベルの精神疾患にも光が当たるようになってきたということがいえます。昔なら、「そんなものは病気じゃない」ですまされてしまったのでしょうが、文明が発達し、豊かになってきて、みんなが幸せな人生を送りたいと思うようになってきた。だから光があたるようになったともいえるのです。

しかし現実は「幸せな人生」とは程遠いというのが現状です。適応障害が減っていくのか、ますます増えていくのか。それは日本人がいかに腹をくくってエロス的生活へのシフトを決行するか、開き直って生活スタイルを変えられるかどうかで変わってくるといえるでしょう。

「生きる場」「生きる時間」「生きる関係性」が崩れたライフスタイル

適応障害を現代の文明病と呼ぶのは、文明の発達によって作り出されたライフスタイルが発症とも大いに関わっているからです。

かつての人間は自然のリズムとともに生き、共同体のなかで助け合いながら暮らしを営んできました。自然のリズムで生きる、自然のなかで生きる、人と助け合い共生する、この三つは人間として「よりよく生きる」うえで不可欠な要素です。

しかし現代社会は、この三つの要素にしたがって生きていくことをなかなか許してくれません。そこからさまざまな崩れが起きているのです。

文明が発達していないころの人類は、自然と共生し、その環境やリズムとシンクロナイズしながら生きていました。

夏の暑いときは風を屋内に呼び込む工夫をし、打ち水や冷たい食べ物で涼をとって暑さをしのいだものです。風の香りや草木、花の成長で季節を感じ、月の光を楽しみ、水のせせらぎに遊び、土の柔らかさを知り、自然とともにある暮らしを「生きる場」としていたのです。

また一日の生活リズムも自然のリズムに沿ったものでした。日の出とともに起床し、日中は活動し、日が沈むと就寝する。このように規則正しく「生きる時間」が設定されていました。

動物の体内リズムはすべてが自然のリズムと同期しています。それは人間も変わりません。人の身体には「体内時計」という形で、今でもしっかり自然のリズムで生きるシステムが組み込まれています。

自然を生きる場とし、自然のリズムを生きる時間として、人間は何億年もの昔から生命を紡いできています。しかし、ここ百年ぐらいの間で様相は大いに変わってしまいました。冷暖房は完備され、土はコンクリートとアスファルトに化し、里山は切り崩されて木々も草花も姿を消しました。

街から二十四時間明かりが絶えることはなく、活動も止めません。草木も眠る丑三つ時であっても、働き続ける人、遊び続ける人がいます。三交代のシフトワーカー、海外との情報のやり取りが必要な人は昼夜を逆転させた働き方を余儀なくされ、若者もサラリーマンも深夜遅くまで街中で享楽に興じています。

人間の欲望は、自然との共生より人工的な快適性のなかで過ごすことを選択し、それによって「生きる場」としての自然環境も、「生きる時間」としての自然のリズムも失ってしまったのです。

文明の発達は社会のなかでの人間関係も変えてしまいました。経済効率や数値的効果が重要視されるようになって競争と対立が生まれ、人間関係は希薄で、緊張したものに変わってきています。時間と空間を共有しながら、信頼感とくつろぎに満たされた安定的な人間関係が築ける場は少なくなってきてしまいました。共同体的意識は薄れ、「生きる関係性」も変化してしまったわけです。

「生きる場」、「生きる時間」、「生きる関係性」を喪失したライフスタイルは、自然の一員である生物としての生き方から大きく乖離《かいり》したものといえます。人間本来にとって大切で、しかも必要なリズムに逆らって生きるようになった、そのツケが適応障害をはじめとする「心の病気」であるといってもいいのです。

「一神教的デジタル社会」はストレス疾患の温床

ストレスというのは、ひと言でいえば「ズレ」によって生じるものです。外部環境と内的要因とのズレ、自分の欲求と他者の要求とのズレがストレスとなります。

こうしたズレが生じて拡大してしまう背景には、キーポイントとして、現代社会がゼロか1かの選択を求める「デジタル社会」になってきていることが大きいでしょう。

自然の一員である人間はアナログ的な生物です。環境変化にゆるやかに対応しながら、あいまいな部分も残しつつ生きるというのが本来の姿なのです。ところがデジタル社会は、あいまいな玉虫色的存在であることが許されない社会です。

家をとるか会社をとるか、勉強をとるか遊びをとるか、自分の幸せをとるか他者のための自己犠牲をとるか、どちらなのかと言われてしまう。本当は、両方ともに大事にしなければいけないのに、両方を選択することは許されない。まじめな人ほど、問題を二者択一式に設定してしまうのです。だからつらいのです。

大企業も学校もゼロか1かの成果主義が重要視される一神教的デジタル社会ですから、適応しきれず、ズレを生じて適応障害を起こす人が出てくるのは当然でしょう。

デジタル化が強要される社会のなかでは、ゼロと1しか信じない、一神教的思考の人も増えていきます。それがまた社会の一神教化を促進させる原動力にもなるといった悪循環ができあがっているのです。

社会も人も、本当ならもっとゆるいリズムで動いていくべきなのですが、一神教的思考が植えつけられてしまった人は、そもそもゆるく生きることができません。ゆるく生きるというのは甘えることを自分に許すことができるということです。

「つらいなぁ」というときに「今日はさぼっちゃえ」と思える人、「悪い嫁だ」と言われたとき「仰せのとおり。だから勘弁してください」と言える、甘えを許せる人がいる社会なら、適応障害は問題化しないでしょう。甘えが許されなくなったことが、ストレス社会にしてしまっているのです。

ゆるく生きることも、甘えも許されない社会は、自己の欲求を押し殺して環境に適応しようとする過剰適応な人間を作ります。過剰に適応しだした時点で、不適応の芽が出始めているといってもよく、そうした人を増やしている社会はまさにストレス疾患の温床と化しているのです。

本当に自由で自立した人生を送るには、アナログ的リズムを大切にし、ほどほどに環境に適応しながら生きていくことが望ましいといえます。

「ほどほどの適応」には共通基準はありません。デジタル社会の波に飲み込まれず、自分にもっとも適したペースで周囲との調和的な関係を築いていく。そのペースは人によって違います。

自分にとって「ほどほどの適応」が何かということは、自分でデザインしていかなければならないのです。ここは譲るが、ここは譲れないという自分のなかの折り合いを見つけること、できないことはできないと腹をくくること、そんな自分なりの「適応の仕方」をぜひとも身につけていきましょう。

第3章
「適応障害かも?」と思ったら

「おかしいな」と感じたら、まずはここへ

心の病気の専門機関には何がある?

心の病気、身体の病気、「病気」と名のつくものはどれも、「早期発見」「早期治療」が重症化させない大事なポイントになります。ですから、ちょっとでも「おかしい」と感じたら、とにかく早めに治療機関に足を運ぶようにしてください。

時として心の病気は、身体症状として現れる場合があります。身体の調子がすぐれなくて内科や婦人科を受診したけれど、検査をしてもどこにも異常が発見されない。医者からは「気のせいでしょう」「ゆっくり休みなさい」としか言われない。そんなときは、「身体に問題ないなら大丈夫だろう」「そのうちよくなるかもしれない」などと考えて放っておかず、心の病気を疑って一度は精神疾患の専門家を訪ねましょう。

心の不調や精神疾患を扱う機関には、精神科、神経科、心療内科、精神神経科、カウンセリングルームなど、いろいろな名称があります。どこに行ったらいいのか迷ったり悩んだりする人も多いかもしれませんが、基本的には、どこにかかっていただいても構いませ

ん。

ただ、心療内科はどちらかといえば、心の不調からくる身体症状を診るのが専門ですし、カウンセリングルームは病気の診断や薬による治療を行うことができません。ですので、できれば精神科や神経科を看板に出しているところのほうが、適応障害には望ましいといえます。

といっても「精神科」「神経科」という名称にどうしても抵抗を感じてしまうという方もいらっしゃるでしょう。そういう方は、もちろん心療内科にかかったり、まずはカウンセリングルームに行って……ということでもＯＫです。要は、一刻も早く心の病気を発見し、治療につなげるということが、症状を悪化させないためには、肝心なのです。

医者選び、カウンセラー選びの大切なポイント

どこに行けばいいのかと同様、どんな専門家ならいいのかという点も、治療を考えたときに大いに気になる部分ですね。専門家には、精神科の医者とカウンセラーがいます。医者は病気の診療および、薬と心理療法による治療を行うのが仕事ですが、カウンセラーは診断と薬による治療はできず、話を聞き、心の苦しさを和らげていく心理療法のみを行っ

ていくのが役割です。

ところが同業者として誠に不本意なのですが、「医者」という看板を出していながら、「本当に生きた人間の患者さんを診る医者なのか？」と疑問符がつくような人がなかには存在します。カウンセラーも同様に、カウンセラーと名称はつけているけれど、実態は素人に毛が生えただけの役に立たないカウンセラーもいます。

ダメ医者やダメカウンセラーにかかってしまうと治るものも治りません。とくにストレス病は、お医者さんやカウンセラーと患者さんとの間に信頼感があることが、治療効果を高めるうえで大変重要になってきますから、患者さんの側から見て「信頼できる人」であることは何より大切です。

では、どのような専門家なら信頼できるのか。ストレス医者の立場から「信頼できる医者」とカウンセラーを選ぶ際のポイントをご紹介しておきます。まずは「お医者さん編」から始めましょう。

よい医者10カ条

1　適応障害の患者が好きである

心の病気の専門医であれば適応障害の患者さんが好き、とは限りません。どうも楽しくない、仕事をする気がしない、不安感が消えない、集中できないなどの訴えがあったとき、「そうですか。では精神安定剤を出しておきますから飲んでください」で終わってしまう医者は、適応障害が好きなお医者さんとはいえないでしょう。

患者さんの訴えというのは、不完全で、部分症状しか伝えてこなくても、それがじつは全体的存在の危機を表現している場合もあるのです。ですから「一を聞いて百を知る」より「百を聞いて一を知る」ことが好きな医者でないと、適応障害の治療はできません。

適応障害のような病態が好きなお医者さんのところに行かないと悲劇が待っています。まずは人間好きで、適応障害が好き、そんな医者なら安心です。

2 安心感を感じる、くつろげる

緊張感を感じてしまう、気を遣う、変なことを言ったら怒られそうで恐い、こんなお医者さんの前では本当のことは話せません。心の病気の治療には、何を言っても受け入れてもらえる安心感があって、心を開いて話すことができる、という点が大切になります。診察室で初めて会ったとき、そのお医者さんがどのような印象か。温かそうか、話を聞いてくれそうか、リラックスできそうかなどの第一印象に注意しましょう。

3　よく話を聞いてくれる

脈絡のない、不合理でつじつまの合わない症状を訴えても、共感的に聞いてくれる。不道徳と思われる行動を暴露しても、批判したり諭したりしないで、その裏にある「そうせざるを得ない人間性の弱さ」に対して洞察力をもって話を聞いてくれる。うまく表現できないことがあったら、それを言葉にする手助けをしてくれる。こんなお医者さんが、心の病気の専門家としては理想的です。

4　訴えのない症状について見る目をもっている

患者さんが自覚している症状は、全体のなかのほんの一部にしか過ぎません。ですから患者さん本人でさえ気づいていないような異常な兆候を見逃さない目をもっていること。ここも信頼できる医者選びのポイントになります。質問が的を射ていて、気づかなかったことを気づかせてくれる、気づくように促してくれる、こうした医師であれば治療者として信頼できます。

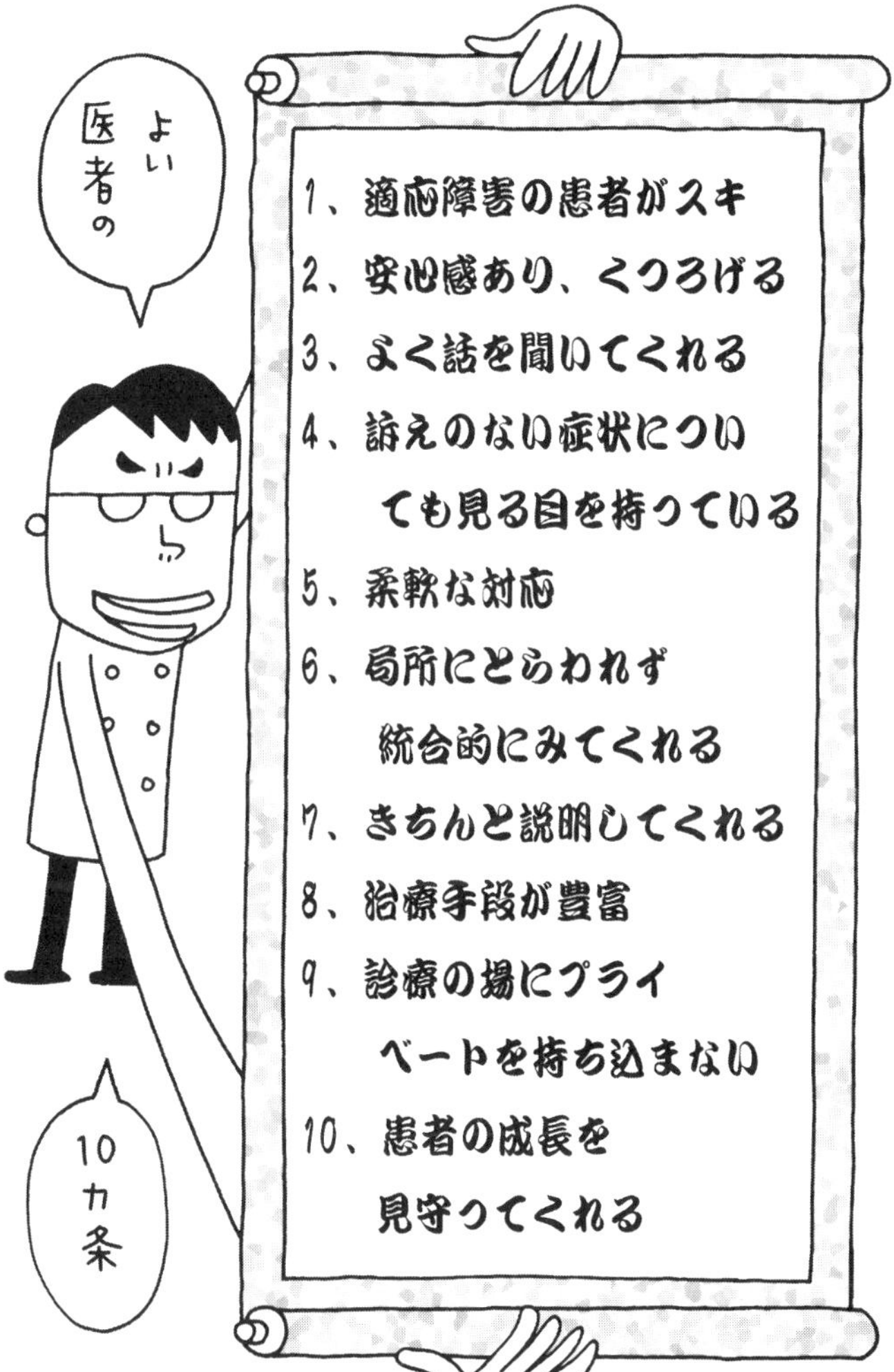
よい医者の
10カ条
1、適応障害の患者がスキ
2、安心感あり、くつろげる
3、よく話を聞いてくれる
4、訴えのない症状についても見る目を持っている
5、柔軟な対応
6、局所にとらわれず統合的にみてくれる
7、きちんと説明してくれる
8、治療手段が豊富
9、診療の場にプライベートを持ち込まない
10、患者の成長を見守ってくれる

5　柔軟な対応ができる

症状の変化に対応して、迅速に、適確に対応ができること、頭の切り替えが早いことも、信頼できる治療者の条件です。また、自分の臨床的限界をわきまえて、俗にいう患者離れのよい医者というのも大切です。

6　局所にとらわれず、統合的に見てくれる

目に見える部分だけではなく、意識していない心の部分、社会適応のあり方、人生観まで含んだ全体的な人間理解ができる医者であることも欠かせません。

7　きちんと説明してくれる

必要にして十分な説明を、患者さんのレベルに応じてしてくれる。こだわりや疑問、不安を解いてくれる。患者さんが十分な医療を受け、問題が解決できるように、周囲の人にもきちんと説明してくれる。いろいろな意味で、「きちんと説明をする」ことは、医者としての基本です。

8　治療が柔軟

適応障害には「この治療法が絶対に効く」というものはありません。したがって目の前の患者さんの病態特性に応じて、アプローチの仕方を変えるということが必要になります。心の病気を扱う医者は、一〇〇人のお客さんが来たら、全員が満足する料理が出せるレストランのシェフと同じです。フォアグラを出されて喜ぶ人もいれば、「あんな脂っこいものが食べられるか」という人もいます。そのどちらのお客さんも満足させられることが一流のシェフというものです。

医者も、患者さん一人ひとりに対して、一戦ごとに治療戦略を組み立てることができるというのが重要です。これができるのが一流のプロの医者です。ひとつの治療法に関してだけ腕を磨いて、すべての病態を「これで治す」とがんばってしまうのは二流の医者です。

9　診療の場にプライベートをもち込まない

医者にも個人の生活というものがありますから、時としてプライベートで問題を抱えてしまうこともあります。しかし個人の問題を診療の場にもち込むのはご法度です。患者さんにしても、医者個人の感情的な不満をぶつけられてはたまったものではありません。こうした個人的問題をもち込むことなく、感情的に安定している人であることは医者としての必要最低限の条件です。また、患者さんの行動内容などで対応を変えない、一貫した対応をしてくれる医者であることも大切なチェックポイントです。

10　患者の成長を見守ってくれる

病気を治すことばかりでなく、患者さんが治っていく過程を見守り、成長を後押ししてくれるような医者であればベストでしょう。そういう意味で、短気で性急な医者よりも、気長で、粘り強い医者のほうが心の病気を扱う医者には向いています。

以上の十項目が「信頼できる医者」の条件であり、医者選びの際のチェックポイントとしてあげられるものです。このようなデキタ医者がいったい日本のどこにいるのか、私自身も知りたいところですが、お医者さん選びのひとつの目安にしていただければ幸いです。

適応障害は、ストレスに耐えられず、不適応を起こしてしまった疾患なのですから、診療・治療自体がストレスになってしまっては元も子もありません。適応障害を起こして医者のところに来ているのに、そこでまた自分勝手で聞く耳もたずの自己愛型治療者によって、治療法に無理やり適応させられるというのは本末転倒以外の何ものでもないでしょう。

もしも実際にかかってみて、「どうもこのお医者さんとは合わないな」と感じたら、遠慮もがまんもせず、次のお医者さんを探してください。

ドクターショッピングはよくないことと言われていますが、合わない医者、合わない治療法をがまんするほうがよほどよくないことなのです。医者を選ぶのも寿命のうちと言います。自分と相性のよいお医者さんを見つけることが、適応障害を一日でも早く治していくうえでは重要です。

よいカウンセラー、悪いカウンセラー

さて、次に「カウンセラー選びのコツ」についてですが、基本的には心理学について専門的に学んだ人であることが望ましいといえます。「臨床心理士」の資格をもっているか否かもひとつの目安になるでしょう。

カウンセラーのなかには、スキルやキャリアにおいて、素人とほとんど変わらないひどいカウンセラーもいますし、知名度は高いが費用も高い、そのくせ治療効果は一向にあが

らずという、お財布に痛いだけのカウンセラーもいます。

万一、不幸にしてそのようなカウンセラーに当たってしまった場合は、お医者さんと同様、がまんせずに別の人を探しましょう。

また、カウンセラーの場合は、原則として診療と薬の処方は行えません。精神疾患には、表面的に表れている症状の裏側に、深い病理が隠れていることもあるので、カウンセリングルームを選ぶ際には、精神科や心療内科が併設されているところ、あるいは提携している精神科の医師がいるところを選ぶようにしたほうがいいでしょう。

精神科医が身近にいれば、薬の処方やその人に応じた療法を素早く、適確に判断し、治療法を確立してくれるので安心です。

医者に伝えてほしいこと

治療を効果的に進めていくには、患者さんの側からもさまざまな材料を提供していただかなければなりません。心の問題というのは、身体の病気と違って検査によって発見することができないため、病態を正しく判断し、適切な治療につなげていくには、患者さん自身から情報を提供してもらうことが何よりも重要なことなのです。

そこで、医者として「受診時にこんなことを伝えてほしい」というポイントをあげてみます。受診時、うまく説明できないかもしれない、という不安がある方は、あらかじめメモを準備していくとよいと思います。

●症状について

どんな症状で、どんな起こり方をするか。身体症状がともなう場合は、単独で起こるのか、同時にいくつもの症状が起こるのか、局所的なものか全身症状かなど。また急に起こるのか、徐々に起こるのか、予感があるか、起こり方にリズムがあるかなども伝えてもらいたい。

●発症の状況、きっかけ

初めて症状が出たときの状況について。きっかけに心当たりはあるか、特定の状況下で起こるかなども。

●心理状態について

症状が出る前の心の状態はどうか（どうだったか）、症状が出たときの心の状態（怒り、がまん、不安、緊張など）はどのようなものかについて。

●環境、ライフスタイル、ライフイベントとの関係について
　自宅や職場、旅行先など場所による影響はあるか、冷房や暖房との関係、季節との関係はどうか。働き方や職場環境に変化はあったか、睡眠不足や過労などはないか、対人関係での心労はないか。近親者の死、離別、仕事での失敗、異動や昇進、転勤、リストラ、経済事情の悪化や急に生きがいをなくすようなできごとはなかったかなど。
●既往歴について
　幼年期から現在に至るまでの既往歴について。乗り物酔い、自家中毒、夜尿症、各種アレルギー、不定愁訴など。できれば養育関係についても伝えてほしい。
●女性の場合
　月経の前、最中、終了後と症状との関係、月経不順や月経前緊張症、閉経の有無など。また妊娠、流産、妊娠中絶、出産経験、婦人科系の疾患や手術の経験などについて。
●性格傾向
　自分の性格をどう思っているか、家族からはどのような性格に見られているかなど。
●社会生活の状況とストレス対処の仕方
　いまの仕事や役割に満足しているか。不満がある場合はどこが不満に感じるのかなど。

嫌なことがあったときはどのように処理をしているか、趣味はあるか、相談できる相手はいるかなど。

●家族や周囲の見方や反応について

現在の状態について、家族や周囲の反応はどうか。共感的か否定的か、理解はあるか、責められたりすることはないかなど。

なかには、あまり話したくないこと、触れたくないこともあるかと思います。急ぐ必要はありませんので、医師に対する信頼感が芽生え、「話してもいい」と思える日が来たら、少しずつでも情報をご提供ください。情報が多いほど、いい結果にも結びつきます。

どのような治療を行っていくの？

三つの治療原則

適応障害は治るのか、完治はするのかということはもっとも気になる点だと思います。結論を先に言えば、第1章でも述べたように、適応障害は数ある精神疾患のなかでも軽症で、珍しくきちんと完治する病態です。完治ですから、完全に治すことができます。ですから安心してください。

適応障害を治していく「治療の原則」には三つあります。

ひとつは「ストレッサーの軽減」。自身の処理能力を超えたストレスがかかり、そのストレス状況に不適応を起こしてかかる疾患が適応障害なので、ストレッサーを減らしていく、あるいはなくしていくというのは、原則中の原則となります。

その方法としては、ストレス因子を物理的に遠ざけること。仕事関係のストレスであれば、職場から離れる、職場の上司に話して仕事をちょっと休ませてもらう、元の仕事や職場環境に戻してもらうなどがあります。

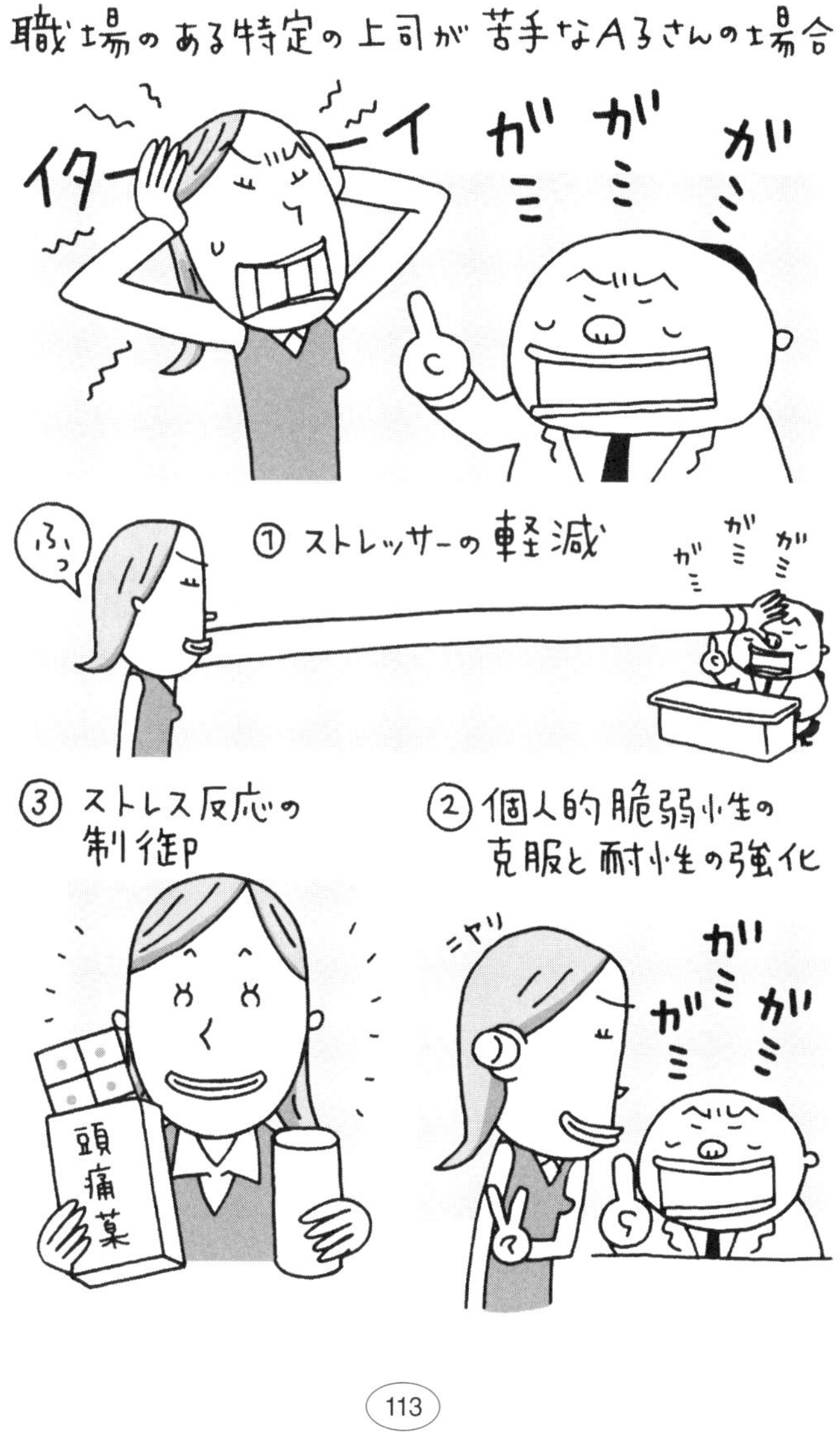
職場のある特定の上司が苦手なAさんの場合
イターーイ
ガミ ガミ ガミ
ふっ
① ストレッサーの軽減
ガミ ガミ ガミ
③ ストレス反応の制御
頭痛薬
② 個人的脆弱性の克服と耐性の強化
ニヤリ
ガミ ガミ ガミ

また、薬を飲むことでストレス感受性を低下させていく、薬物療法もあります。

寒いところに行くとそれだけでストレスを感じますが、そこでコートを一枚はおると、とたんにストレスはなくなりますね。このコートの役割をするのが薬です。根本的な解決ではありませんが、たとえば抗不安薬や抗うつ薬を飲むと、それがストレスの感受性を下げて治療効果を高めてくれるのです。（薬物療法は120ページに詳説）

二つ目の原則が「個人的脆弱性の克服と耐性の強化」です。これは、いろいろなストレスに耐えられるようにストレス対処能力を変えていくということです。カウンセリングを受けたり、交流分析や行動療法といった心理療法によって、自分の認知のクセや考え方、行動のクセなどを患者さん自身に知ってもらい、ある程度、自分でストレスコントロールができるようになってもらうわけです。

三つ目の原則が「ストレス反応の制御」です。ストレスが原因となって生じている症状を取り除いていくということですが、身体的症状であれば薬などを使って症状の緩和をはかっていきます。

不安がひどいというときは抗不安薬を、眠れなくてつらいというときは睡眠薬を処方して、不安を取り除き、十分な睡眠がとれるようにする。こうした症状が緩和されるだけでも気持ちはラクになり、「会社や学校に行ってもいいかな」という気になるものです。

環境を変え、人を変え、症状を変える。この三つの原則に基づいて治療を行っていくことで、適応障害を改善し、さらには新しい適応の仕方を獲得できるようにしていくというのが、治療の最大の目的となります。ただ単に「症状が楽になりました」だけではなく、適応障害を克服して新しい自分になっていくということが非常に大事な部分なのです。

これまでとは違う価値観を手に入れ、次に同じストレスがきても耐えられる器に変わっていくというのは患者さんにとっても、治療者である医者にとってもうれしいことであり、そこまで到達できて、ようやく適応障害の完治ということができるのです。

適応障害の治療法にはどんなものがある？

では、実際の治療法にはどのようなものがあるのでしょうか？

適応障害の治療は大きく、薬による治療と心理療法による治療の二つに分けられます。

薬による治療は、現在抱えている症状や苦痛を軽減するうえで、とても有効な治療法です。

薬には抗不安薬や抗うつ薬、睡眠薬といったもののほか、漢方薬なども含まれます。

心理療法はその人自身の適応能力やストレス処理能力を高めていくために行われるもの

で、交流分析や行動療法、リラクゼーションを目的とした自律訓練法などがあります。

また、診療の場での医者との面接も大切な治療です。面接は「簡易精神療法」とも呼ばれ、医者との会話のなかで、不安や緊張を和らげ、さらに自己のゆがみに気づいてもらう、自身を見つめ直してもらうためのきっかけを作るといった役割を果たしています。

患者さんの訴えを批判したり、説教したりすることなく、受容的、共感的態度で聞き、言葉の後ろにある感情に心を向けていく。現在の状況について説明し、セルフコントロールの術を知ってもらう。ともに回復に向けての解決法を探っていく。

適応障害などのストレス疾患では、ストレスの原因を取り除き、つらい身体症状を緩和させるということも大切ですが、それ以上に患者さん自身が自己の問題に気づき、以前とは異なる適応の仕方を身につけていくことが大変重要です。

それだけに治療では、薬物療法などの対症療法よりも、じつは面接まで含めた心理療法が大事になってくるといっていいのです。

その人に合った治療法の組み合わせが大事

患者さんが抱えているストレスにどのように対処していくのか、私たち治療者が行うストレスの対処法には二つのやり方があります。

ひとつは「問題指向型対処」。苦痛を引き起こしている問題そのものを管理して、操作していく方法で、家族や関係者をまじえた面接を通じて行われるカウンセリングなどがこれに相当します。患者さんの負担を軽くしてストレスレベルを少し下げていくということを目指したものです。

もうひとつが「情緒指向型対処」です。その問題状況に対する評価を変更させること、それによって生じる苦痛や情緒も含めてコントロールしていくことを目指します。

評価を変更させるというのは、患者さん自身が現実の場面で作り出している「物語」を書き直してもらうということです。自分がどういう状況にあるのかという解釈を変えさせていくといってもいいでしょう。

たとえば親に叱られたとします。それまでは叱られた事実にとらわれて、「あんな親のいる家にはいたくない」「ひどい親だ」という反応を示していたのが、なぜ叱られたのか真意を理解することにより「それほど自分に期待してくれているのか」「なんて、いい親なんだ」と思えるようになれば、叱られたことが大きなストレスとはなりませんね。

数年前、私のクリニックを訪れたサラリーマンも、物語の書き換えが成功して適応障害を克服した一人です。当時、50歳代半ばだった彼は、自動車販売会社の第一線営業所長。元来、まじめでがんばりやのため、伸び悩む売り上げ成績を気にかけていました。そんな折、同期生が営業部長に昇格。それをきっかけに、自分の能力のなさを責め、抑うつ的になり、同期生である営業部長が主催する全店営業会議に出られなくなってしまったのです。一刻もはやく会社をやめたかったのですが、まだ一番下のお子さんは中学生。転職先のあてもありませんでした。そのうち、夜、眠れなくなり、当院を受診したのです。

出世競争での敗北と挫折感に加え、営業マンとしてトップを走ってきたのに実績をあげられず、自分の能力、指導力に疑問を持ち、焦燥感を感じている様子でした。さらに、奥さんが乳癌の手術後、調子が悪いこと。長女が結婚して、夫の海外赴任により日本を離れたさびしさがあることがわかったのです。

そこで、抗うつ薬、抗不安薬、睡眠薬の投与とカウンセリングを行い、いっしょに人生計画を見直していきました。よくよく聞いてみると、他店と比較して特別業績が悪いわけではなく、自分が満足しないだけ。若い頃から営業に生きがいを持っていたのは評価するが、そろそろ後進の育成という仕事も大切ではと話し、現在のポジションを肯定的に見直すことをすすめました。話し合っていく過程で、彼自身のなかから、仕事一筋の人生から、癌の再発の不安をかかえる奥さんと過ごす時間を増やし、共にゆっくりすることも大切だという新たな〝物語〟が芽生え、適応障害は次第に完治へ向かったのです。

このように、事実をどう解釈していくか、物語をどのように作っていくかで、その人自身のストレスレベルは変化していきます。適応障害にかかりやすい人は、往々にしてストレスを大局的に見て、解釈するということが不得手です。どちらかというと、思い込み解釈、自分を責める解釈をしてしまう傾向が見られます。ですから、この部分に焦点を当てていくことが、治療のポイントともなっていくのです。

「問題指向型対処」と「情緒指向型対処」。この二つを意識しながら、先ほどの三つの治療原則に基づいて適応障害を治していくのですが、そのためには治療の組み立てということもとても大事になります。目の前の患者さんの病態特性や抱えている事情に応じて、一人ひとりアプローチを変えていく。そうやって、その人に最も適しているであろう治療法を提供できることが、心の病気を扱う医者に必要不可欠なのです。

ですから、いいお医者さんであればあるほど、治療法の選択はゆるやかでかつ柔軟です。とくに「治してなんぼ」の私のようなクリニックの医師は、一見すると節操もないような組み合わせで、流派にこだわらず、さまざまに患者さんの治療と取り組んでいきます。

薬の力を借りて治す「薬物療法」

効く「薬」あれこれ

適応障害の治療で使われる薬としては、心の問題が原因で起こっている心身症状を改善していくための「向精神薬」と、もうひとつ「漢方薬」があります。

漢方薬については、対症療法的な考え方で用いるというよりも、心と体の関係そのものを変えていくというのが目的であることから、向精神薬とは別に改めて説明していきたいと思います。（漢方薬は129ページに詳説）

「向精神薬」とは、脳の中枢神経に作用して精神状態や行動の改善を図る薬の総称で、適応障害の治療に使われるものとして抗不安薬、抗うつ薬、睡眠薬などがあります。それぞれについて、どこに作用し、どのような症状を改善し、副作用はどうなのかを簡単に説明しておきましょう。

●抗不安薬

精神安定薬とも呼ばれますが、現在、もっとも多く用いられるのはベンゾジアゼピン系の抗不安薬です。非ベンゾジアゼピン系の抗不安薬も開発されています。主に大脳辺縁系に作用して、不安や緊張を和らげ、それにともなう身体症状も緩和してくれます。

不安の解消、イライラ感、焦燥感を軽減し、筋肉の緊張をとってリラックスさせる効果があり、とくに現実的な一時的ストレスから生じた不安、緊張からくる自律神経失調症のような身体症状などにも有効です。

即効性があって、副作用も比較的少なく、安全で使いやすいことからよく用いられますが、それでも倦怠感、眠気、ふらつき、脱力感といった副作用はあります。筋肉弛緩作用もあるので運転や機械操作中の人の使用は注意が必要です。まれに肝機能障害が起こることもあります。

また長期間服用すると依存性が生じることもありますので、主治医と十分相談しながら服用し、定期的に血液検査も受けるようにしたほうがいいでしょう。

●抗うつ薬

適応障害では抑うつ症状を示すことも多く、抗うつ薬を処方されることも少なくありません。抗うつ薬は、脳内の神経伝達物質セロトニン、カテコールアミンなどのモノアミンの活性低下を回復させる働きがあり、抑うつ気分の改善、鎮静、意欲亢進の三つの作用があります。

現在、抗うつ薬としては、三環系抗うつ薬、四環系抗うつ薬、ＳＳＲＩ（選択的セロトニン再とりこみ阻害薬）、ＳＮＲＩ（セロトニン・ノルアドレナリン再とりこみ阻害薬）といった種類がありますが、このなかでは従来の抗うつ薬よりも副作用が少ないことから、ＳＳＲＩやＳＮＲＩの処方が増えつつあるようです。また、薬にはそれぞれに特徴があるので、症状によって使い分けることが望ましいでしょう。

抗うつ薬は、適確な診断のもとで用いると効果も大きい反面、副作用を感じる人も少なくないようです。出てくる副作用としては、口の渇き、便秘、眠気、ふらつき、排尿困難、手指のふるえなどが多く、ＳＳＲＩやＳＮＲＩでは吐き気、下痢、嘔吐などを感じることもあります。

ただ副作用の程度は個人差が大きく、服薬を続けているうちに消失する場合もありますので、主治医とよく相談しながら様子をみるようにしましょう。

●睡眠薬

ひと口に睡眠障害といっても、そのタイプはいろいろです。寝つきが悪い「入眠障害」、ぐっすり眠ることができない「熟眠障害」、朝早く目が覚めてしまう「早朝覚醒」とタイプは分かれ、それぞれのタイプに応じた睡眠薬を服用することが効果を高めるうえで大切です。

使われている睡眠薬は現在、抗不安薬と同じくベンゾジアゼピン系のものが多いのですが、血中濃度が半減するまでの時間経過に応じて超短時間作用型、短時間作用型、中時間作用型、長時間作用型に分けられます。

「入眠障害」には超短、短時間作用型、「熟眠障害」「早朝覚醒」には中時間作用型がよく、日中の不安や緊張が強い場合には長時間作用型が適しています。

睡眠薬は適切に使えば確実な効果が得られます。とはいっても、薬効に頼るだけでは「ないと眠れない」といった依存傾向が出てくることもあるので、ご自身でも睡眠リズムを調整する、睡眠環境を整えるなどの努力をしていきましょう。

薬物療法で気をつけてほしいこと

「薬をのむ」と聞くと、大方の人は副作用が心配になるようです。たしかに副作用のない薬はないと言われるぐらい、いずれの薬にも若干の副作用が出てきます。

しかし抗不安薬にしても抗うつ薬にしても、副作用と思われる症状がでたら、早めに医師に相談すれば対処は困難ではありません。処方する医師の側でも患者さんの性別・年齢、体質、体重、性格などを考慮しながら、できるだけ副作用の出ない方向で用法、用量を決めるようにしています。

処方後も、患者さんの状態や様子に気を配り、量を調節する、薬を変えるなど臨機応変に対応するようにしていますので、副作用についてはそれほど心配しないでください。また、もしも副作用が出た場合は、遠慮なく医師に状況を伝え、疑問点などがあれば尋ねていただきたいと思います。

医師として一番困るのは、患者さんが自分の判断で量を調節したり、服用をやめてしまうことです。薬のなかには効き目がゆっくりのものもありますし、症状が消えても一定期間は服用し続けてもらう必要がある場合、ほかの療法の効果を高めるために服用し続けたほうがよい場合もあります。

「のんでも効かない」、「副作用が嫌だ」、「症状が消えたから治ったのだろう」と患者さん側で判断して服用をやめてしまうことが、かえって状態を悪化させることもあります。どんなに些細なことでも構いません。薬をのんでいて気になることや、不安、疑問に思うことは、納得がいくまでどんどん医師に聞いてください。

抗不安作用の強弱と作用時間

抗不安作用の強弱	薬剤名（商品名）	作用時間
ベンゾジアゼピン系		
弱	トフィソパム（グランダキシン）	短
	クロチアゼパム（リーゼ）	短
	オキサゾラム（セレナール）	長
	メダゼパム（レスミット）	長
	クロルジアゼポキシド（バランス、コントール）	長
中	アルプラゾラム（ソラナックス、コンスタン）	中
	ジアゼパム（セルシン、ホリゾン）	長
	フルジアゼパム（エリスパン）	長
	メキサゾラム（メレックス）	長
	ロフラゼプ酸エチル（メイラックス）	超長
	エチゾラム（デパス）	短
強	ロラゼパム（ワイパックス）	中
	ブロマゼパム（レキソタン、セニラン）	中
	クロキサゾラム（セパゾン）	長
	クロナゼパム（リボトリール、ランドセン）	長
	フルトプラゼパム（レスタス）	超長
非ベンゾジアゼピン系		
弱	タンドスピロン クエン酸塩（セディール）	短

抗うつ薬の分類

	特徴	薬剤名（商品名）
三環系抗うつ薬	強力な抗うつ効果 過量服薬で致死的となりうる	クロミプラミン（アナフラニール） アミトリプチリン（トリプタノール） アモキサピン（アモキサン） イミプラミン（トフラニール）
四環系抗うつ薬	マイルドな抗うつ効果	ミアンセリン（テトラミド） マプロチリン（ルジオミール） セチプリン（テシプール）
選択的セロトニン再取り込み阻害薬（SSRI）	マイルドな抗うつ効果 不安、強迫症状などにも効果 悪心、下痢、性機能障害がでることもある	パロキセチン（パキシル、パキシルCR） セルトラリン（ジェイゾロフト） エスシタロプラム（レクサプロ） フルボキサミン（デプロメール、ルボックス）
セロトニン・ノルアドレナリン再取り込み阻害薬（SNRI）	SSRIより意欲改善に期待 消化器症状がでることもある	デュロキセチン（サインバルタ） ミルナシプラン（トレドミン） ベンラファキシン（イフェクサーSR）
ノルアドレナリン作動性・特異的セロトニン作動性抗うつ薬（NaSSA）	SSRI、SNRIで問題となる消化器症状や性機能障害が少ない 体重増加と眠気に注意	ミルタザピン（リフレックス、レメロン）

主な睡眠薬の分類

不眠のタイプ	推奨される薬剤（商品名）	
入眠困難	超短時間作用型	ゾルピデム（マイスリー） エスゾピクロン（ルネスタ） ゾピクロン（アモバン）
	短時間作用型	リルマザホン（リスミー） ブロチゾラム（レンドルミン） ロルメタゼパム（ロラメット、エバミール）
		ラメルテオン（ロゼレム）
中途覚醒、早期覚醒	中時間作用型	フルニトラゼパム（サイレース） エスタゾラム（ユーロジン） ニトラゼパム（ネルボン、ベンザリン）
	長時間作用型	クアゼパム（ドラール）
		スボレキサント（ベルソムラ）

心身を根本的に健康にする「漢方療法」

「漢方療法」のよさと効果

漢方医学と西洋医学の大きな違いは、「病気」というものをどうとらえ、アプローチするかという点にあります。

たとえば西洋医学では、病態そのものにスポットを当て、ピンポイントで治していくという方法をとりますが、漢方医学では、ある一部の症状は身体全体の不調和から起こると考え、局所の病気も身体全体の病気として治療していきます。つまり病気そのものというより、全体を総合的に治していくという考え方なのです。

そのため、漢方薬の処方も、症状に焦点をあてるのではなく、その人自身の体質、環境、そのときの心身の状態などを総合的に見て、もっとも適した薬を処方することになります。その判断の基準となるのが「証《しょう》」と呼ばれる基本概念です。「証」は、陰陽、虚実、気血水という漢方医学独自の概念に基づいて決定されます。さらりとではありますが、説明しておきましょう。

●陰と陽

漢方では、人は自然の一部であり、自然のなかでの調和が重要であると考えています。病気とは自然に逆らったことで起こるものなのです。また自然＝宇宙の事象はすべて陰と陽で構成されていて、そのバランスで成り立っているとも考えています。

人間にも同様に陰と陽があり、体質、症状も陰陽に分けて見ていきます。症状でいえば、熱があり代謝がよい状態は陽、冷えていて代謝が低下している状態は陰とし、陽を陰に、陰を陽にもっていってバランスを整える治療を行っていきます。陽は冷やし、陰は温めるというのが治療の原則です。

●虚と実

虚証は病気に対する抵抗力や体力が衰えている状態です。虚の人は一般的にやせていて栄養が悪く、筋肉の発達がよくありません。食欲不振、胃のもたれ、下痢をしやすい、食後だるくて眠くなるといった症状も出やすくなります。

いっぽうの実証は、体力もあり、病気に対する抵抗力も強い状態を言います。しかし実証も過ぎると、体内に病毒をためやすくなるというマイナス面があります。

●気血水

「気」とは、ひと言でいえば精神エネルギーのようなものです。具体的な形はありませんが、主に神経精神系、内分泌系、情報伝達機能と関係しており、気が下から上につきあげることでのぼせ、冷え、頭痛、動悸などが起こると考えられています。

また気うつになり、気分が沈み、元気がなくなるのは気の流れが滞っているからで、このようなときはノドに何かがつまったような感じになり、息苦しさをおぼえます。

「血」とは、血液とその機能全般をさし、血の流れが滞った「瘀血《おけつ》」の状態がさまざまな病気や不調の原因と考えられています。

「水」は血液以外の体液一般をさし、機能まで含めて考えていきます。水が体内にたまり、抜けていかない状態を「水毒」と呼びますが、水毒になると水分バランスが崩れ、いろいろな病気や不調を招きます。

むくみ、涙や鼻汁、汗、唾液、タン、消化液、尿などが多量に出過ぎたり、出にくかったりというのは水毒からくるもので、頭痛やめまい、口の渇きも水毒に起因する症状と考えます。

以上、陰陽、虚実、気血水を総合的に見て、その組み合わせがどのようになっているかを考え、その人の現在の「証」を判断し治療していくのが漢方の治療です。現在の、と言ったのは、証は固定的なものではなく、その人の病期の経過や症状、昼夜・季節・性周期などでも変化するためで、漢方ではその変化を見つつ処方する薬を変えていくのです。

私の患者さんのA子さん（高校1年生）は、漢方処方が功を奏したよい例です。両親の離婚で厳しい祖父との同居を始めたことをきっかけに学校を休むようになってしまいクリニックを受診しました。元来おとなしく、まじめ。融通がきかず、体質的には虚弱傾向がありました。そこで、体質的に無理のきかない虚証と考え、漢方を処方しました。経過を見ながら薬を変え、さらに、つらい時は休んでもよいという姿勢で見守ることで、少しずつ登校できるようになったのです。また、心の状態と比例して、虚弱体質も徐々に改善していきました。

漢方療法では、このように身体面だけではなく心身両面の回復を目指しながら、個人差を重視した治療を行っていきます。基本的には、その人の体質的な偏りをなくして大きな

よく用いられる漢方薬いろいろ

漢方薬は、患者さんによって処方が変わりますが、適応障害の方に一般的に多く用いられる薬を参考までにあげておきましょう。

柴胡加竜骨牡蛎湯（さいこかりゅうこつぼれいとう）	比較的体力があり、体格のよい人で、不眠、不安、イライラなどがあり、腹部に力があって便秘気味、頭痛、頭重、肩こりなどが伴う場合に処方します。似たような症状はあるが、動悸があり、腹部に力がなく体力も衰えているときには、「桂枝加竜骨牡蛎湯（けいしかりゅうこつぼれいとう）」を用います。
加味逍遙散（かみしょうようさん）	比較的虚弱な人で、疲れやすくて怒りっぽい、不安、不眠、イライラが強く、肩こり、頭痛、めまい、上半身ののぼせ、ほてり、発刊などがある場合に処方します。
半夏厚朴湯（はんげこうぼくとう）	気分がふさいで、ノドに異物感がある、つまった感じがするなど、気の流れが滞った状態によく用いられます。このほか、動悸、むくみ、呼吸困難感、せき、胸痛、めまい、吐き気が見られるときにも処方します。
女神散（にょしんさん）	産前・産後や流産後、または、月経異常のある婦人に使われます。体力が中程度以上で、のぼせ、めまい、頭痛や頭重感、動悸、腰痛、不眠、不安などの症状がある人に用いられます。
桃核承気湯（とうかくじょうきとう）	体格がよくて、体力もある人で、瘀血による症状が見られる場合に使われます
抑肝散加陳皮半夏（よくかんさんかちんぴはんげ）	体力が比較的低下していて、興奮しやすい、怒りやすい、イライラする、眠れないなど神経過敏になっている人、こうした症状が慢性化しているときに処方します。
桂枝加竜骨牡蛎湯（けいしかりゅうこつぼれいとう）	体質虚弱な人で、痩せて顔色が悪く、神経過敏、あるいは不安などの状態に用いられます。症状としては疲れやすく、手足が冷える、のぼせる、汗をかきやすい、動悸がする、などがあります。
加味帰脾湯（かみきひとう）	体力が低下し、顔色が悪く、不安、取り越し苦労、根気がない、動悸、不眠、食欲不振といった症状が見られるときに用います。

病気を防ぐということが非常に大事にされています。

それだけに漢方薬には即効性はありません。症状だけを取り除けばよいというのではなく、穏やかに症状を改善しつつ、心身の不調和を調整して健康な自分を取り戻していく。そこが重要視されているのです。

前ページで紹介しているもののほか、適応障害に有効な漢方薬にはいろいろなものがあります。最近は漢方薬が保険診療で扱えるようになったこともあって、治療に活用する専門家も増えてきました。ただし、漢方医学はその患者さん一人ひとりへのアプローチがより重視される分野です。

また、漢方薬は副作用が少ないとされていますが、薬である以上、副作用がまったくないわけではありません。できれば漢方医学への理解と知識の深い医師のもとで、指導を受けながら続けていくようにしたほうがいいでしょう。

自身を見つめ生き方を修正する「心理療法」

「心理療法」は必要不可欠な療法

心理療法は、「その人自身の考え方、認知の仕方、行動の仕方、こうしたものを根本から見直し、クセを修正して、適応障害やその他の精神疾患になりにくい人になっていきましょう」ということが大きな目的となります。適応障害の克服をはかると同時に、ストレス疾患になりにくい自分へと変えていく。そこに大きな効力を発揮する療法ですから、適応障害の治療にあたって、心理療法は欠くべからざるものといえます。

現在、治療の現場で用いられる心理療法にはいろいろなものがありますが、ここでは用いられる頻度の高いものを簡単にご紹介していきます。

自分の心のクセを軌道修正する「交流分析」

交流分析は、アメリカの精神科医エリック・バーンによって提唱された病気や行動についての理論体系であり、それを応用した心理療法です。自他を知ることで、人間関係（人との交流パターン）や患者さん自身の生き方を軌道修正してもらうことが目的です。

適応障害の患者さんには、自己に関する無知、愛を獲得するために周囲を操作する他者操作、本当のところは愛されていると思っていない内面的不適応、愛を失いたくないために無理に適応している外面的過剰適応の傾向が見られることがあるので、自己認識を深めてもらい、自己変革を促すという面で交流分析は大きな効果が期待できます。

交流分析は「構造分析」「交流パターン分析」「ゲーム分析」「脚本分析」の四つの分析法によって進められていきます。

その基本的な考え方は、「人はすべて三つの私をもっている」というもので、三つの私とはそれぞれ「親の自我状態」「おとなの自我状態」「子どもの自我状態」をさします。このうちのどの自我状態が強いかで、その人の人格的特徴が形作られていて、さらに外的な刺激に対してどの自我状態が強く反応するかで、その人特有の思考・行動パターンも形成されていきます。

「構造分析」では、エゴグラムというテストを使って、その人の性格傾向を調べていきます。

「交流パターン分析」では、その人自身のパーソナリティが、他人のそれとどのように反応じ合い、どのようにかかわっているかを分析します。日常のなかで使われる言葉、態度、行動を分析し、関係修復やよりよい人間関係を形成していくための対処の仕方を考えていきます。

「ゲーム分析」とは、対人関係でのトラブルがどうして起こるのかを分析していきます。本人は自覚も意識もしていないのですが、「表面的にはもっともらしい交流のように見えて、じつはその奥には隠れた動機があり、しばしば破壊的な結末をもたらす」パターンが存在することがあります。このパターンをゲームと呼び、その人がとりがちなゲームを分析することで、対人トラブルの原因に気づいてもらうのです。

「脚本分析」は、人生を、舞台の上で演じるひとつのドラマのようなものととらえ、そこで演じる自分の役割がどのようなものになっているかを知ってもらうために行われます。

人は養育者から与えられた脚本によって劇を演じると言われます。脚本を分析することによって、これまで偶然と思われていた失敗、病気、事故などが、じつは無意識のうちに強迫的に演じられたドラマであることがわかります。

脚本には「破壊的脚本」「平凡な脚本」「成功者の脚本」があり、破壊的脚本によって人生を生きているほど、失敗、病気、事故などが増えていきます。何度も同じ失敗を繰り返す、自分の行動を制御できない人は、脚本の見直しによって新たな生き方を作り出していく必要があるのです。

身についた行動を修正する「行動療法」

行動療法では、人間の行動はそのほとんどが経験によって学習され、獲得されたものであると考えます。行動には、表面に現れる身体的行動のほか、言葉による表現、感情表現、症状および症状の表れ方なども含まれます。

適応障害も、環境やストレスに対する表現や行動が誤って学習され、条件付けられて起こるものと考えたほうがいい場合もあります。この時は行動療法を行うことで、環境への適切な適応の仕方、症状および症状の表れ方などを再学習してもらい、コントロールできるようになっていってもらうのです。

行動療法は、「系統的脱感作」と「オペラント条件づけ」という二つの技法によって進められていきます。

●系統的脱感作

系統的脱感作は、不安や緊張を感じるもっとも弱い刺激から、もっとも強い刺激へと、徐々に段階をあげて刺激に慣れてもらい、不安・緊張を克服してもらう方法です。

まず患者さんが不安や緊張を感じる状況を「不安階層表」という形にして、不安・緊張の高い順から評価点をつけていきます。次に自律訓練法などでリラックスしてもらって、不安階層表のなかのもっとも点数の低い項目から順に情景を思い浮かべてもらいます。

不安や緊張を感じたら合図をするように伝えておき、合図が出たら自律訓練法などで心身をリラックスしてもらいます。こうした訓練を続けて、患者さんに自信をつけてもらい、現実の場での環境刺激に対する耐性を高めてもらうのです。

●オペラント条件づけ

叱る、ほめるの賞罰によって、学習行動を修正していくのが「オペラント条件づけ」です。賞罰と聞くと心配になりますが、要は、患者さんが望ましくない症状にいつまでもとらわれ、変えようとしないような場合には厳しい態度で臨み、症状を消去して新しい適応行動をとる場合には肯定的に評価して支持し、ほめることで、その行動を強化していくということです。

「系統的脱感作」で、リラクゼーションしながら不安や緊張を解消し、行動を修正していく。「オペラント条件づけ」で、正しい行動への動機付けをしていく。この二つの技法によって行動を修正してもらうのが行動療法の特徴です。

交流分析が、無意識領域の意識化によって行動を修正していく療法とすると、行動療法は、無意識領域の行動を反射的に修正していくものといっていいでしょう。

あるがままの自分を受け入れる「森田療法」

ストレス病の患者さんのなかには、心身の不調に対するこだわりやとらわれが強く、それがさらに新たな不安や緊張を引き起こしてしまう悪循環を繰り返す人もいます。そうしたこだわりやとらわれの強い人に効果的なのが森田療法です。

人間には、よりよく生きたい、より健康でいたいという欲求があり、森田療法の提案者である森田正馬博士はこれを「生の欲望」と名づけました。自分の症状に鋭敏になってしまい必要以上にこだわるのも、重い病気にかかってしまったのではないか、早く治さないと手遅れになってしまうのではないかという思いにとらわれるのも、「生の欲望」があるからだというわけです。

森田療法は、この「生の欲望」のエネルギーを向上発展的な方向に向けていこうというものです。治療の考え方としては、まず症状をそのままにして、あるがままにまかせ、毎日の生活をとりあえず送ってみることで、「事実をあるがままに認める」ということを訓練していきます。さらに、観察したものを日記につけていく「日記療法」などを行ってもらいながら、症状があるためにできないと思い込んでいた日常生活や仕事を、不完全でいいから、具体的に少しずつ行ってもらいます。

このようにして「あるがままの自分」を認め、症状があっても日常生活は普通に営めるということを学んでもらうのが森田療法の目的です。

リラクゼーション効果の高い「自律訓練法」

自己催眠のような形で、心身のリラクゼーションをはかる方法が自律訓練法です。一種の自己暗示をかけて、心身を緊張状態から弛緩状態へ変えていくものですが、この方法をいったんマスターすることができれば、いつでもどこでもリラクゼーションすることができるようになります。

マスターするまでに多少の時間はかかるものの、ストレス耐性の強化にもつながるので、身につけておくといいでしょう。

ほかにもいろいろ！「心理療法」の種類

心理療法は、ご紹介した以外にもさまざまなものがあります。適応障害の治療に有効なものを簡単にあげておきましょう。実際の治療では、患者さん本人の状態や環境、家族との関係や職場環境など、いろいろな要素を勘案しながら、適切な療法を組み合わせていくことになります。

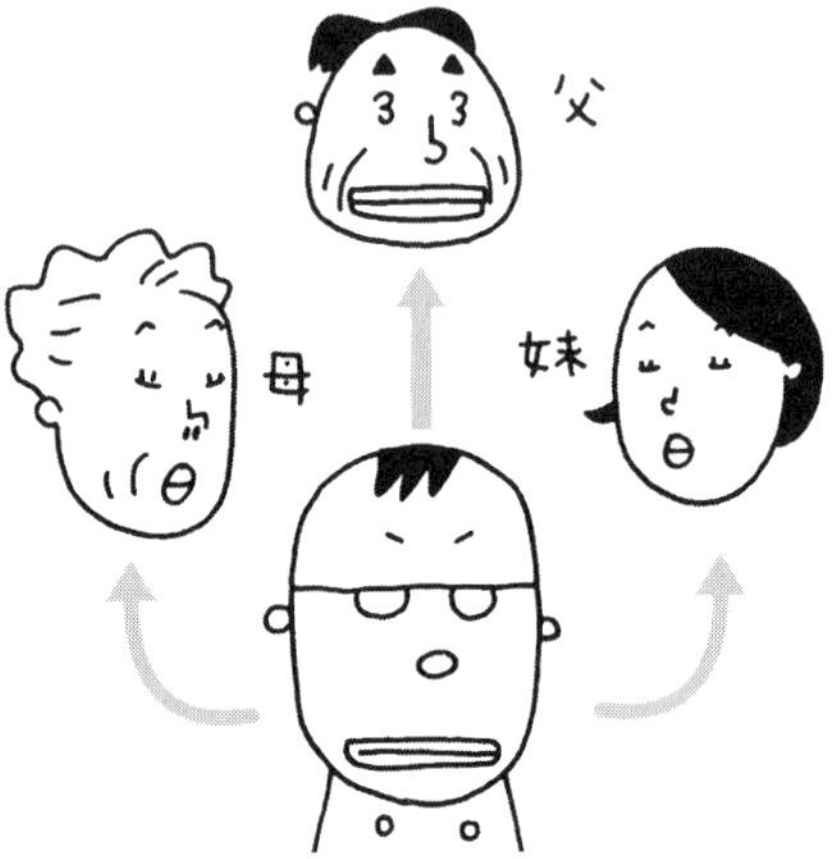

●家族療法

心の病気が家族に起因している場合に用いられる。家族全員との面接などを通して、家族システムの歪みに気づいてもらい、家族関係のあり方を再考してもらう。

●音楽療法

音楽のもたらすリラクゼーション効果を利用して、心身の緊張をとき、心と体のコミュニケーションをよくしていく。

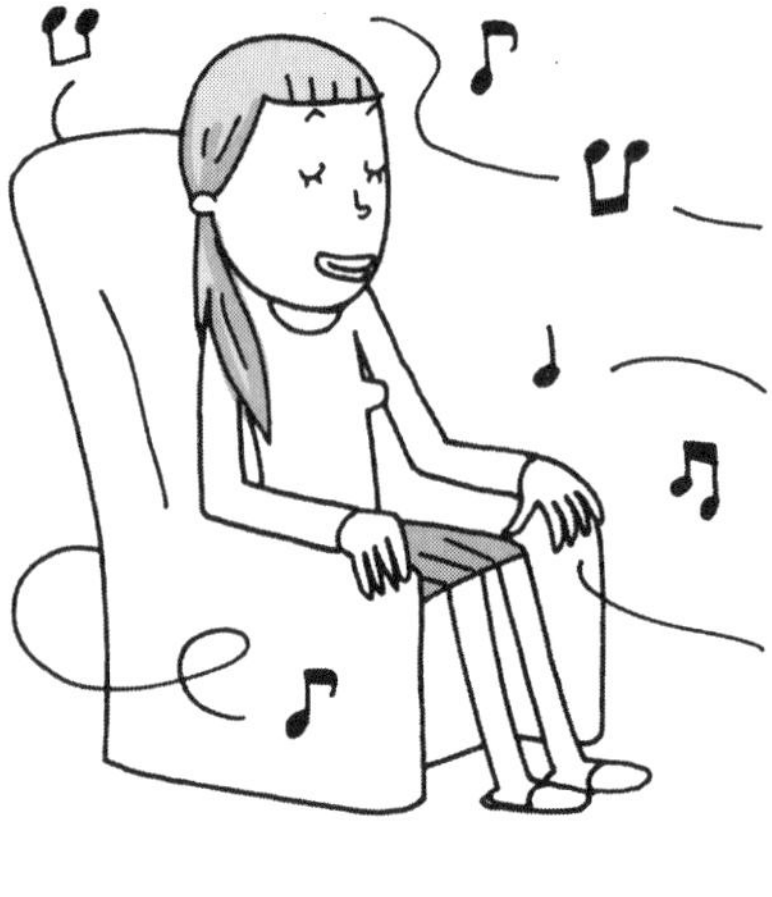

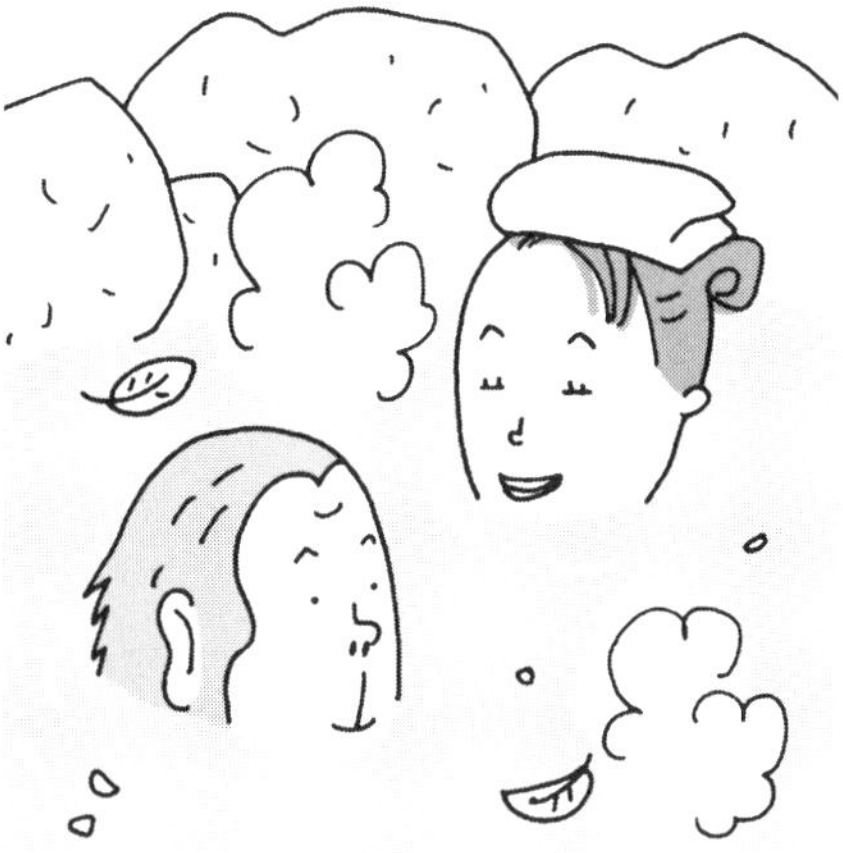

●温泉療法

温泉の治療効果を活用し、ストレスを緩和させて、自然治癒力の強化とストレス耐性の強化を行っていく。

●絶食療法

入院治療が原則。約十日間の完全絶食を行い、その間、他の心理療法などを併用しながら心身の調節機能を高めていく。

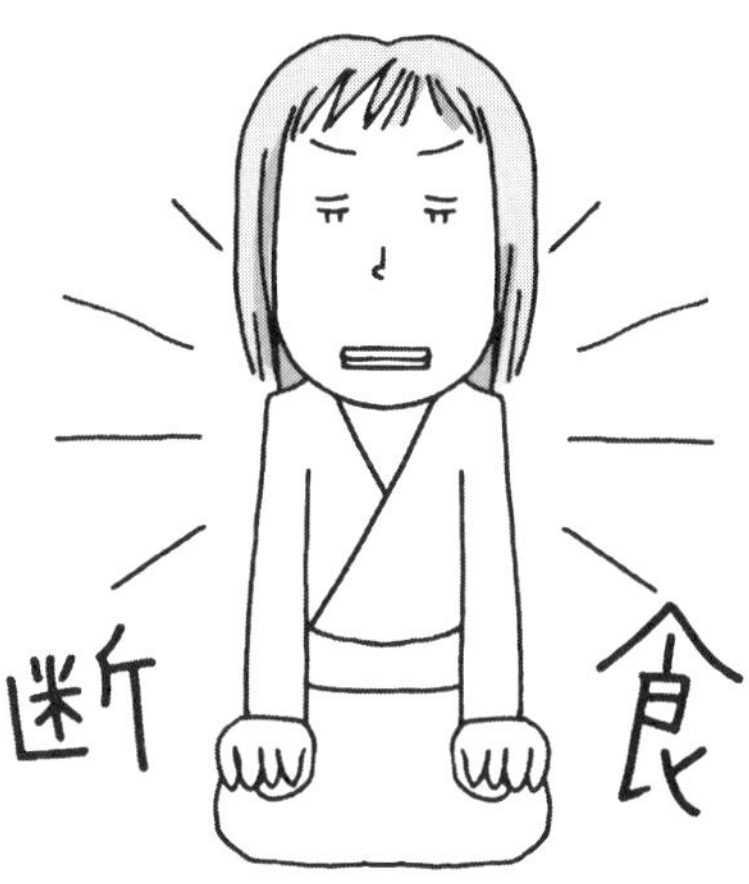

「適応障害」は新たな人生のターニングポイント！

何はともあれ「休養」を心がけよう

適応障害という、環境との適応に疲れてしまっている状態は、言ってみればバッテリーがあがってしまった自動車と同じです。

バッテリーがあがってしまった以上、どんなにセルをがちゃがちゃ回しても状態は回復しません。いたずらにセルを回し続ければ、そのうち本当に故障をきたし、何も動かなくなってしまいます。

適応障害になりやすい人は、何事にも熱心に取り組む、まじめで几帳面な性格。周囲に対する気配りや思いやりにも長けているので、ともすれば「会社を休むなんてとんでもない。周りに迷惑をかけてしまう」、「休むことで周りにどう思われるか不安だ」と思いがちです。

でも、考えてみましょう。適応障害は、がんばり過ぎて疲弊した結果、エネルギーが枯渇してしまった状態です。ですから、さらにがんばってセルを回し続けることではなく、バッテリーを充たすことが先決ではないでしょうか。

適応障害を克服するには、それを起こす環境に適応しようとしないことが一番です。「適応障害にならないためにはどうしたらいいですか?」「無理に適応しないことです」、こんな禅問答のようなことが問題を解決する有効策です。

適応障害になったら、無理せず、がんばらず、とにかく休養をとることが何よりなのです。

会社や学校を休むなど、ストレス因から自発的に離れていくこともチャージになりますし、専門の診療機関にかかって薬を処方してもらうこともチャージになるでしょう。治療期間は、とくに何よりのチャージ期間ですから、ここでしっかりと心身に充電しておくことが大切です。

「このままではいけない」「なんとかしなくてはいけない」と気持ちが焦るのはよくわかりますが、適応障害は心と体のSOSです。

「そのまま突っ走ると危ない、立ち止まって生き方を見直せ」と言われているのですから、素直に立ち止まって、じっくりと自分自身や自分の生き方を見直していきましょう。

「デキル人」から「デキタ人」に変わっていこう

適応障害は、自分の生き方や生活習慣を見直すきっかけになります。ストレスという大きな壁にぶつかって挫折した経験は、自分の枠を広げるチャンスにもできるわけです。

仕事がとてもできる、勉強がものすごくできる、家のなかのことが完璧にできる、こんな「デキル人」ほど、じつはちょっとした壁にもぶつかりやすくなります。また、ぶつかったときに意外にもろかったりするものです。

「デキル人」とは、完璧にやらなければ、きちんとやらなければと思い、なにごとにもマジメすぎるほどがんばる人です。「世の中で解決できないことはない。できないのは自分の努力や理解が足りないせいだ」と考え、きまじめに真正面から取り組んでしまいます。

しかし四つに組んでは負ける相撲もあります。これまでの生き方や考え方で解決を試みる。このように同じ次元に立っている限りは、いま適応障害が治ったとしても、また、いつか適応障害を発症することになる可能性が高いでしょう。

二次元の問題を二次元の世界で解決しようとするから困難にも大変にもなるのです。でも、三次元からなら解決できることも多い。三次元の問題なら四次元からのほうがたやすく解決できます。次元の小さな問題にしてしまえば、解決はそうむずかしくありません。

次元を変えて、目の前の問題をながめるというのは、これまでとは違う考え方、ものの見方、とらえ方をしてみるということです。

適応障害の治療では、まさにこうした面に焦点をあてて、さまざまな心理療法を通じ、「自分を知る」「新しい適応を身につけてもらう」ことを大切にしていきます。「デキル人」から、自分というものの枠を広げ、「人間のデキタ人」に変わっていってもらおうというわけです。

自分をよく知ることができれば、自分の長所を生かしてどう社会に適応していけばいいかがわかります。自分のなかのものさしも変わりますから、人と自分を比べたり、人からの評価を気にして不安や心配になることも減っていくでしょう。

適応障害になったことをきっかけに、ぜひとも「デキル人」ではなく、「デキタ人」になっていただきたいと思います。

「なぜ、ここで挫折したんだろう」と一歩引いて考えられるゆとりがもてる人になったら、生き方は大きく変わります。これから先のストレスも肥やしにしていけるようになりますし、ストレスにぶつかったとしても、それを栄養源にして人として伸びていくことができます。

「適応障害さん、ありがとう」の気持ちをもって

世の中からストレスを消してしまうことはできません。ストレスというのは生きている限り必ずやつきまとうものですから、「ストレスの原因をどうとらえていけばいいのか」といったとらえ方、向き合い方を変え、落ち込んだり、クヨクヨしたりする習慣を克服、すなわちストレス耐性を高めることで、再発を予防することができます。

適応障害はいうなれば、小さな石につまずいてしまった、ちょっとした心と体のケガです。つまずいてしまったから薬で治してもらう、心理療法で治してもらうといった考え方は、単に「ケガをしたからお手当てを受ける」という発想ですが、そこで、「これから先つまずかないように治療を受けるのだ」と考えてみましょう。

もちろん、つまずかないで生きていくというのはむずかしいことです。しかし治療を通して石を上手によける方法や、うまい転び方を学ぶ、転んだら必ず何かをつかんで立ち上がるようなタダでは起きない転び方を学ぶことができたら、それだけで適応障害の再発を防ぐことができるようになります。

ケガを嫌って家に閉じこもっていては、何も得るものはありません。ケガをしても立ち

直っていくから強くなる。ケガをするから成長にも成熟にもつながる。人間は挫折がなければ成長もないと思えば、今後、適応障害を怖がることもなくなっていきます。

ものの見方、考え方によって、人生は明るくも暗くもなります。適応障害になったということは、努力や忍耐、社会的適応だけではない、ほかの価値に気づいて生きていくためのターニングポイントが訪れたということかもしれません。

「新しい自分、新しい生き方を見つけるチャンスになった」と考えれば、適応障害を起こしたことは、むしろ今後の人生にとってのプラスポイントになっていきます。

ですから「適応障害になった自分はダメな自分、挫折した人間だ」などと思わず、「適応障害さん、ありがとう」と思ってみてください。

その気持ちを忘れずにいれば、生き方上手な人になっていくことができます。ちょっとやそっとのストレスなどはねのけて、人生の航路を進んでいけるようになるでしょう。

第4章
ストレスに強い「自分」の作り方

ストレス耐性の高い「健康な心」をめざそう

「健康な心」ならではの能力とは？

繰り返し述べているように、ストレスから逃れる術というのは残念ながら存在しません。というのも、私たちが生きている環境は常に変化し、心身にとってストレスになるからです。しかし、ストレスを極度に感じて不具合を起こさないように、自分自身を変えていくということならできます。

ストレスを感じやすい感受性を和らげる、少々のストレスには動じないやわらかい心をつくる。こうしたことでストレスに乱されない生き方を身につけていくようにしたいものですね。それには心の健康度を上げていくということも大切でしょう。

いったい、心が健康であるとはどのような状態を言うのでしょうか。神戸大学名誉教授の中井久夫氏は、次のような能力を発揮できることを「健康な心」と定義しています。

●自由に分裂する能力がある

人は置かれた環境に適した人格で対応していますし、職場と家庭では見せる顔は違ってきますし、子どもと配偶者に対するときの人格も違って当然です。すべてが同じというのはかえってまずいのです。二通りにしか変われない二重人格は分裂の下手な異常な人といえるかもしれません。

●両義性を耐える能力がある

ある事柄に二つの意義や面があることに耐えられる能力ということです。たとえば、やさしく清潔な母も、男性（父）にとっての「女」であること、この現実に耐えるということです。

●可逆的に退行できる能力がある

可逆とは「逆戻りができる」ということです。時、状態に応じて子どもっぽくなれる能力も健康な心の能力のひとつなのです。また、退行することで生きるエネルギーが補充されます。

●問題を局地化する能力がある

あるできごとを、できるだけ部分で解決し、全体に波及させないようにする能力です。「たかが〜じゃないか」と思えると、全否定にならずにすみます。

●問題を未解決のまま保持できる能力がある

未解決なことがひとつでもあると、それが片付くまでは先に進めない。このようなことが起こると、ものごとが停滞して周りも本人もストレスになってしまいます。一時的に棚上げできるということも大事なのです。時がすぎると、いま、重大な問題も相対的にたいしたことでなくなることもあります。

●嫌なことをやれる能力がある

不愉快なこと、嫌だなと感じたことでも、ある程度までは耐えられること。初めから「絶対にやらない」とすべて避けて通るばかりだったり、「ある程度」を超えて「とことん耐える」というところまでいってしまうのはどちらも問題です。嫌なことは先に片づけてしまうとあとで楽です。

●いい加減なところで手を打てる能力がある

意地になってとことんまでやる、視野を狭めてのめり込むというのも、時には必要かもしれません。しかし、それしかできないというのは大問題です。意地にならない、いろいろな角度からものごとを見る、相手の身になって考えて、ほどほどのところで切り上げられることも大事です。

●相手の望むところをある程度読める能力がある

自分の生き方は、自由に自分の意志で生きているようにみえ、じつは相手の欲望にそった生き方を演じていることがあります。相手の心の動きが見えないと独り相撲となります。腹を探り、敵を知る。対人関係を円滑にしていくには、こんな能力も必要とされます。

健康な心とは、つまり「清濁あわせ飲む力が健全に働く心」ということができるようです。自分勝手に清く、正しく、美しくをめざすだけでは心は悲鳴をあげ、余計なストレスを増やして心に負担をかけるもとになります。

適度にいい加減に、そして臨機応変にその場に対応していけることが、健康な心の証といえるのです。

「生活のリズムを見直す」こんな基本的なことが大切

現代人の心が疲れやすい要因のひとつに、自然のリズムを無視した生活を送っていることがあげられます。生体リズム、生物としてのバイオリズムに狂いが生じるような生活は、余分なエネルギーを浪費し、心身に大きな負担をかけて当然なのです。

人間の生体リズム、生物としてのバイオリズムは自然と同期化しています。動物もそうですが、動物は決して、このリズムに反する行動はとりません。なまじ「考える脳」をもってしまった人間だけが、勝手な価値判断のもと、自然のリズムを無視した自己都合優先の生活を送るようになってしまったのです。

適応障害をはじめとしたストレス疾患の多くは、自然のリズムに反した生活習慣のひずみによってストレス耐性が落ちているときに生じることが多いのです。ですから、ストレス疾患の治療のベース、基本中の基本として、自然と同期している生物本来のリズムを取り戻すような生活スタイルに変えてもらうことが必要なのです。

ここで重要なのは、〝患者さん自身が〟納得して修正していくという点です。その人自身の生活習慣やライフスタイルを、医者が変えていくことはできません。「こういう生活が望ましいです」と指示することはできても、実践するのはあくまで本人にしかできないのです。

また治療の大前提となる生活習慣の変革は、治療の面でも効果を発揮すると同時に、ストレス疾患を予防することにもつながります。自然のリズムに即した生き方は、それだけで心の健康度を高め、ストレス耐性を強めてくれる生き方にも直結するというわけです。

生活リズムを見直すポイントは次のとおりです。

●一日のリズム

一番の基本となるのが二十四時間のリズムをなるべく一定に、規則正しいものにするということです。そのためのポイントが次の三点です。

・起床と就寝時間を一定にする。必要にして十分な睡眠時間をとる。なるべく早寝早起きを心がける。
・食事時間を一定にする。時間を十分にかけて、栄養的にバランスのとれた食事をとる。
・仕事中も適度に息抜きと休養をとる。入浴などで気分転換をする。

●一週間のリズム

一週間という単位は、社会人にとっても家庭人にとっても、活動と休養において、ひとつのまとまった単位になります。ウィークデイと週末でメリハリをつけ、一週間のリズムに乗りましょう。とくに週末は十分な休養を心がけることが大切です。休養には身体を休ませることのほか、仕事で疲れた心をリフレッシュすることも含まれてきます。週末の休養のとりかたとして、次の三つの方法を心がけていきましょう。
・家族や心を許せる友人との交流で、ストレスを発散させる。
・自分に合った運動を楽しみながら続け、ストレスで抑圧された心と体を解放する。
・好きなこと、楽しいことをして積極的に充電し、心のパワーアップをはかる。

●一カ月のリズム

一週間よりも、さらに大きな単位として一カ月があります。仕事や行事の配分を、この単位で考えて組み立てていくことも、規則正しい生活を送るうえでのひとつのポイントです。成人女性の場合は、月経の周期も考慮した生活が望ましいです。

●季節のリズム

春夏秋冬によって外部の環境は変わり、人の身体の仕組みは、その季節に対応できるよう変化します。夏であれば体内に熱がこもらないよう発汗が高まり、冬は寒さに耐えられるよう脂肪を蓄えるというように、微調整が働くようになっているのです。夏の過剰な冷房や冬の過ぎた暖房は、こうした体の調整リズムを狂わせてしまいます。

季節の変化を敏感に感じ取ることができない環境は、生体のメカニズムをおかしくすることだけではありません。私たちが変化し続ける存在であることを忘れさせてしまいます。四季の移り変わりを体で感じ、その変化を楽しむと同時に、確実に時が流れていくのを実感する、これが大事です。庭に落葉樹を一本植えて、一枚の葉に自己を投影してみる。葉が色づいていく様や光を受けてきらめく様子、雨にうたれてしょぼくれているような様子、時期がきて枝から離れていく瞬間などを自分の姿に重ねあわせてながめてみる。「もののあはれ」を感じて人生を悟ることができるお手軽な心理療法です。ぜひおすすめします。

●家族・社会とのリズム

人間は決して一人で生きているわけではありません。家族や社会という単位を構成し、そのなかの一員として相互に助け合い、支え合いながら生きているのです。いわば、家族・社会というシステムを構成している一員というわけです。

構成員である自分に問題が生じるとシステム全体にも影響をおよぼし、またシステム自体に問題があれば、自分にもゆがみが生じます。

家族と温かな交流ができているでしょうか？　家族から支えられる生活が送れています

か？　日ごろの生活習慣のなかで、こうした「家族とのコミュニケーション」についても見直してみましょう。

また社会のリズムと自分のリズムとはどうでしょうか。社会のテンポが早過ぎてかみ合わない、自分ばかりが先走って誰もついてきてくれない、こんなリズムの狂いが起きていないでしょうか。どちらも大きなストレスとなります。自分を知り、相手を知り、社会のリズムに適度に合わせながら毎日を送る調整能力を育んでいくことも大切です。

おわかりのように、自然のリズムに反しない生活は「規則正しい生活」、「睡眠リズムの安定」、「バランスのよい栄養」、「適度な運動」、「くつろぎの時間をもつ」がキーワードとなります。

その人に適した「自然な生活」は、人それぞれで違いますが、肝心なのは「不規則」、「過不足」、「偏り」のある生活をしないということです。「不・過・偏」の文字がつかない生活をぜひとも心がけましょう。

マイペースで走り続ける生き方が大事

心の健康のためには、自分が満足できる「生」を送ることが何より大事です。自己満足という言葉は、あまりいい意味で使われることがありませんが、適応障害になりやすいマジメタイプの人が、自分を満足させられる自己満足的な生き方ができれば、ずいぶん楽になります。

自分を大事にする、仕事や他人に振り回されずに生きる、そんな「自分のための自分だけの生き方」をみつけて、自分のペースでゆっくり生きていくということも考えてみてください。仕事に追われて走りっぱなしの人、立ち止まる余裕さえない忙しい人は、走り方＝生き方の下手な人です。

私はいつも患者さんに「人生はマラソンだ」ということを言っています。

観客に声援を送られ、激励されたからといってスピードを上げ、途中で脱落してしまうよりは、マイペースで最後まで完走できるほうがいい。そのためには常に自分と対話をし、自分がいまどのような状態にあるかをつかんで、自分のペースで走り続けることが大事です。観客の期待に応えよう、会社の期待に応えようと無理に努力しないこと。ときには仕事をさぼることも必要。これが完走のコツです。

評価の基準が自分のなかではなく外にある人ほど、無理に期待や声援に応えようとがんばってしまいます。適応障害になる人、ストレス疾患を起こす人の基本的なパターンが、外からの声援しか聞こえず、それに応えるためだけに必死に走り続けてしまう「まじめながんばり屋」なのです。

こういう人たちは、立ち止まったり、休息をとったりするのはいけないこと、自分の評価を下げることだと考えてしまいますから、苦しくても走ることをやめず、ぶっ倒れてしまうまで突っ走ります。だから、突然限界を迎えてリタイアすることになってしまうわけです。

もしも、自分のペースで走り続けることができたら、こうしたことは起こりません。評価の基準が自分のなかにあれば、周りから何を言われようが気にせず、無理もせず、自分のペースを修正して走っていくことができます。ゆっくり走るとしても、ダッシュするにしても、マイペースであれば楽しく完走できます。

自分を知るということは、自分のペースで生きていくためにも大事なことです。本当の自分を知っていれば、周りの評価を得ようとして、自分を偽りながら人生を送る必要がなくなります。

人にはそれぞれ器があり、その器にしたがって生きていくのが無理をしない生き方の基本です。新体操向きの体型をしているのに柔道の世界でトップを目指そうとするのは困難

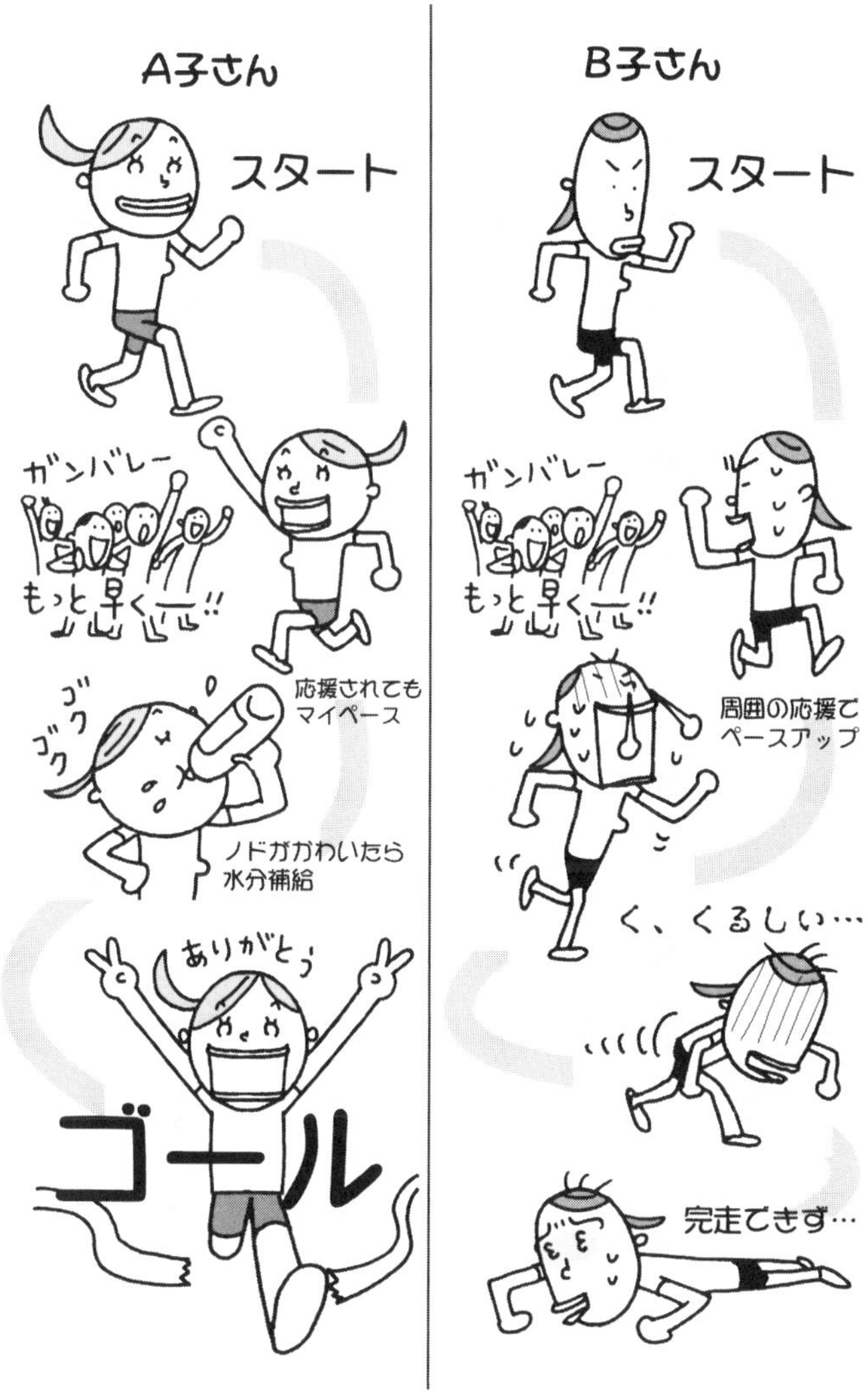
A子さん
スタート
ガンバレー
もっと早く一!!
応援されても
マイペース
ゴクゴク
ノドがかわいたら
水分補給
ありがとう
ゴール
B子さん
スタート
ガンバレー
もっと早く一!!
周囲の応援で
ペースアップ
く、くるしい…
完走できず…

ですし、レスリング向きの器であれば、無理に新体操を続けるより、レスリングの世界で自分のポジションを見つけるほうが幸せでしょう。

ＤＮＡによって規定されている自分を知って、自分に与えられた身体性を最大限に生かす形で適応をしていかないと、いつかどこかで無理や狂いが起こっても仕方ありません。

偽りの自分でまじめにがんばっていたら疲れるいっぽうです。自分自身を知って、無理せずマイペースで一回きりの人生を完走する。そのほうが幸せな人生が送れると思いませんか。

心のもち方を変えるだけでストレス対処能力は高まる

どれかひとつをやめるだけ「決定版ストレス対策」

ストレスにからめとられて、いったんストレスとの闘いを始めると、見えるものも見えなくなっていきがちです。ストレスが一定の限度を超えると、誰であれ、頭の働きが確実に変わってしまい、さながらクモの糸でグルグル巻きにされてしまったかのような状態に陥ってしまいます。

こんなときは、ちょっと冷静になって自分の状態をながめてみてください。極度なこだわりや、視野狭窄に陥ってはいないでしょうか？

ストレスを増やしやすい思考のもち方として、長崎純心大学人間心理学科教授の児島達美氏があげるポイントをご紹介します。

このうちの、どれかひとつでもやめることができたら、ストレスと上手につき合っていくことができるとのこと。参考にして、クモの糸に巻かれないよう、「ストレス倍増思考」からの脱却を目指しましょう。

①自己否定的になる
②いま現在、もしくは未来が思い描けず、過去志向となる
③自分の理想が高くなる
④他人との比較意識が高まる
⑤大問題を抱えやすい
⑥正攻法もしくは正論が大好きになる
⑦ものごとを待てなくなる、せっかちになる
⑧ものごとの原因を自分の性格と結びつけやすくなる
⑨〝セルフコントロール信仰〟に陥りやすくなる
⑩全体思考になり「いつも、まったく、結局、全然、すべて」などの言葉をやたらと使う
⑪ストレスの原因を心の問題にしたがる
⑫〝にもかかわらず〟、いまこうして生きている事実を忘れがちになる
⑬まじめな心理学関係の本を、やたらと読み始める
⑭〝自己への完全な気づき〟を求めるようになる
⑮体の変化や動きに極度に敏感になる、もしくは鈍感になる

⑯必要以上の自立心にこだわり、人に頼ることをよしとしなくなる

眼鏡をかけ換えると今のままで幸せに

過剰なストレスというのは、社会的なひとつの枠、フレームのなかに自分を無理に押し込めようとするために生じてきます。

人はそれぞれ「価値基準」という、自分なりの色眼鏡をかけて社会や周りの環境をながめているものですが、その眼鏡の色や度が合わなかったりして具合の悪さを感じても、眼鏡を変えることをせず、社会のほうに合わせて生きようとするから過剰なストレスを感じてしまうことになるのです。

しかもまじめな人ほど、ひとつの基準にこだわって、合わない眼鏡をひたすらかけ続けようとします。愛着のある眼鏡にしがみついて、自分の基準をひっくり返したり、捨てたりということができないため、ストレスがたまり、適応障害になるといっても言い過ぎではありません。

ストレスが過剰にならないうちにうまく乗り越えていくには、「どうも眼鏡が合わないな」と感じた時点で、別の眼鏡にかけ変えてしまうことが大切です。これを心理学用語で

「リフレーミング」と言います。同じ枠組みのなかで解決できない問題は、違う枠組みから見直していく作業が必要なのです。

親や配偶者の死、離婚、リストラ、大きな借金といった巨大ストレスに遭遇しても、リフレーミングができる人は、「ここからまた新しい人生が始まるんだ」と考えることができます。ですから過剰なストレスを抱えることも、ストレス疾患に陥ることもありません。ストレスがあってつらいというときは、この「リフレーミング」という言葉を思い出して、眼鏡のかけ換えを試してみてください。

とはいえ、過剰ストレスのドツボにはまってしまうと、なかなか自分でリフレーミングし、問題を解決するということがむずかしくなります。自分でなんとか眼鏡を換えようと思っても、同じ枠のなかでグルグル回っておしまいというのが関の山でしょう。

そんなときは自分だけでなんとかしようとせず、素直に専門家に頼りましょう。そこで違う枠組みを提示してもらうことが一番の解決になることも多いのです。

ここで、リフレーミングが成功した例を一つご紹介しましょう。

患者さんは、40代男性で、当時、会社の社長さんでした。もともとソフトウェアエンジニアだった彼は、まじめな性格で取引先の信頼もあつく、顧客をつかんで独立し、会社を

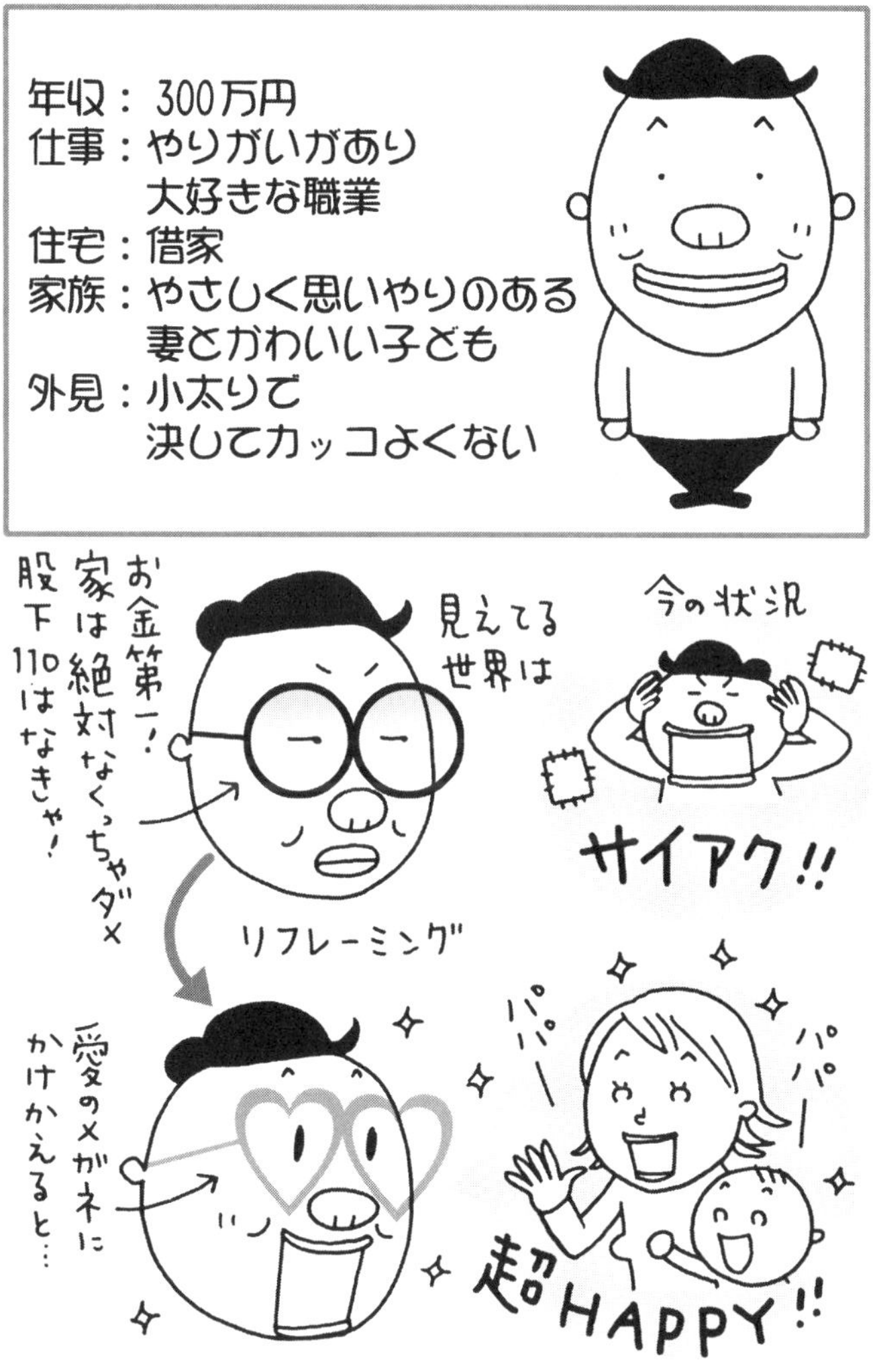
年収：300万円
仕事：やりがいがあり
大好きな職業
住宅：借家
家族：やさしく思いやりのある
妻とかわいい子ども
外見：小太りで
決してカッコよくない
お金第一！
家は絶対なくっちゃダメ
股下110はなきゃ！
見えてる
世界は
今の状況
サイアク!!
リフレーミング
愛のメガネに
かけかえると…
パパー
パパー
超HAPPY!!

起こしたのです。仕事は順調だったのですが、不運なことに大口取引先の倒産で資金繰りがつかずに破綻してしまいました。

会社整理で心労が極度に達し、また、住宅ローンをかかえていることや子供三人がまだ小さいことを気に病んで不安と抑うつ状態になり、眠れなくなってしまいました。

「十年前に入った生命保険がある。自殺すれば保険金で自宅のローンを返し、妻と子供だけは何とか暮らせるのでは」

気がつけば、そんなことばかり考えている状態が続き、不穏を感じた友人の紹介で当院にいらっしゃいました。

とりあえず、抗不安薬と睡眠薬を出し、様子を見守ることにしました。見てみると本人の能力に問題はなさそう。「あなたが悪いわけじゃない、たまたま不運だっただけ。たいしたことじゃない」と時間をかけて繰り返し話し合ううちに、周囲のすすめで自己破産を申請する決意をし、症状も徐々に治っていきました。現在は、能力を買われ、別の会社に勤めています。

「たかが、事業の失敗じゃないか。死ぬことはない。にんげん、苦境に立つと、見える物も見えなくなる」

今となっては、そう解釈できるようになったが、同じような状況で自殺していった人達がたくさんいるんだろうなと思うそうです。

エロスが混じった「霜降り生活」を実践する

第2章で、効率主義や成果主義の社会、役人的で官僚的な融通の利かない社会など、一神教的な価値観に支配された社会であることが、適応障害をはじめとするストレス疾患を作り出しているということを述べました。

社会人一年生のストレス疾患などは、会社という社会が、こうしたロゴス社会であることを知らずに入ってきたがゆえに起こるといっても過言ではないのです。入社して、「こういう社会なんだ」とわかった時点でストレスを感じ、適応できなくなる。こうした人が適応障害を発症していくわけです。

ちなみに、「こういう社会なのか」とわかったとき、もうひとつの反応を起こすタイプもいます。「これが男社会なのか。いやあ、みんなかわいそうだな」と哀れむ人です。このタイプはヨイショ上手で、カウンセラーのような存在になることも少なくなく、「オレの苦労をわかってくれるのか」と周りから感激され、上からもかわいがられます。

子分や補佐という形でナンバー2の座におさまるのが、この手のタイプの人たちです。当然、ちゃっかりとうまく適応していけるので、あまりストレス疾患にもなりません。社長にはなれなくとも、それなりに幸せな人生を送っていける人たちでしょう。

それはさておき、ロゴスばかりの生き方は、過剰なストレスに縛られやすくなっていきます。人間は、感覚や感性の部分を満たすことができて、はじめて生きる幸せを実感することができる生き物です。情緒を満足させるエロスがないと心のバランスがとれない仕組みになっているのです。

その証拠に、買春や淫行をする教師や警察官が後を絶たないというのは、聖職と呼ばれる職業ほどロゴス一色の社会だからでしょう。行為自体は愚かで許されるものではありませんが、ロゴスばかりのなかで、根源的にエロスを希求した結果と思えば哀れになります。こういった方は、職場ではまじめでおとなしいという自己抑圧型が多いようです。

このような反社会的なことをしなくてすむようにという意味からも、毎日の生活のなかに意識的にエロスを組み入れていくということは非常に大切です。ロゴスとエロスが適度に混ざり合った「霜降り肉」のような生活を心がけることが必要なのです。

まじめな人ほど、ガチガチとした堅いロゴス社会に浸かっていることで、一神教的にロゴスに染まっていってしまう人が少なくありません。心が要求することに頑丈にふたをして、非人間的な環境に適応しようとがんばってしまいます。

それが過剰ストレスとなるのですから、ストレスを大きくしないためには、内的情緒的世界を大切にした人間的な生活を、送るようにしたほうがいいのです。ゆとり、遊び、冗談が適度にまぶされたやわらかい情緒的生活がストレスへの抵抗力を高めてくれます。

同じグラム数でも、安い肉は赤身と脂が分かれていますが、高い肉になるほどサシが入り「霜降り」と呼ばれる状態になっていきますね。どうせなら松坂牛クラスの高級な霜降り人間を目指したいものです。

情緒を大切にしていくと、心にゆとりが生まれます。自分の生活や周りの環境を、一歩引いてみることができるようになっていきます。人生を味わいながら生きることができるようになります。

社会人であれば「いままで自分が生きてきた社会とはこういうものだ」とある程度見えてきて、理解できるようになります。嫁ぎ先で苦労している人も、「この男はこういう人生観の持ち主で、嫁ぎ先は、こういう人生脚本で進んでいる家なのか」とわかってくるでしょう。わかってしまったら、相手をいとおしく思えるようになります。

そうした人生観がもてれば、必要以上にストレスをためることもありませんし、適当にストレスを乗り越えていけるようになります。

ストレスにつまずいてはじめて、幸せな生き方が習得できる

人間にとって、避けることのできない最大のストレスとは何かわかりますか？　誰もが感じる超ド級のストレス、それは「死」です。

心理療法の最終的な目標到達点は何かというと、最終的な自己の「死」というストレスを乗り越えられる人格になっていく、ということなのです。「ああ、いい人生だったな」と、にっこり笑って死を迎えることができる。そういう人格になっていくのが目標ということです。

悩みや苦しみをうまく乗り越えられなくて、たびたびつまずいてしまうのは、「プチモール」という「小さい死」の繰り返しを行っているということです。人間は、この「小さい死」を積み重ねていくことで、大きい死が受容できるようになっていくのです。

そう考えると、適応障害というのは「死を迎えるための予行演習」と言うこともできます。ストレスをうまく乗り越えられなくて発症し、ストレスを乗り越えられるように心を

治療していく。こうして段階的に、最終的なストレス「死」を迎えるための演習を積んでいると思えばいいわけです。

「小さい死」を経験して、そこから再生していく過程は、じつは「幸せに生きる」生き方を習得するプロセスでもあります。ですから「小さい死」を積み重ねれば積み重ねるほど、幸せな生き方ができるようになっていきます。その分、幸せもたくさん積み重ねていくことができるようになるわけです。

幸せでない人は、死を受容して死んでいくことはできません。「死」とは自己の解体ですが、幸せでない人は自分が解体される心構えをもつことができないのです。「死ぬのは嫌だ」と思っているのに強制的に解体させられるのですから、これほどつらいことはないでしょう。

反対に「もう十分楽しんだからいい」という気持ちで「死」を迎えることができたら、本当に幸せです。

長い目でみたとき、ストレスに負けることはその後の幸せな生涯に必要なこと、十分に生きて、幸せを実感しながら一生を終えることができるのだと思えば、ストレスに対する姿勢も変わってくるのではないでしょうか。

「自分」は大きなシステムの一部と考えてみよう

私たち人間は、「個」としての身体・心だけで、独立して存在しているわけではありません。身体、心、そして家族、社会環境、自然環境、これらが有機的に結びついた大きなシステムのなかに存在しているのです。

トランスパーソナル心理学（超個心理学）という分野では、さらに大きく「宇宙意識とのつながり」という視点から人間の心・意識の発達をとらえています。宇宙に中心をおくシステムのなかの自分という考え方です。

人間の体には、生まれながらに、身体を常に一定の状態に保とうとするホメオスターシス（恒常性）という力が備わっています。急激な環境の変化を感じると、強いストレスから自分を守るために自律神経系、ホルモン系、免疫系が互いに調節し合い、自動的に心身を安定した状態に戻そうとする力が働きます。ただし、自分の思い通りにはいきません。自分の意思や意識で調整を図ることはむずかしいのです。

このホメオスターシスを規定しているものは何かを考えていくと、ある宇宙の秩序・生命原理によって確立されているシステムということが考えられます。つまり、人間は生まれながらにして、原始的に宇宙とつながり生かされているといえるのです。

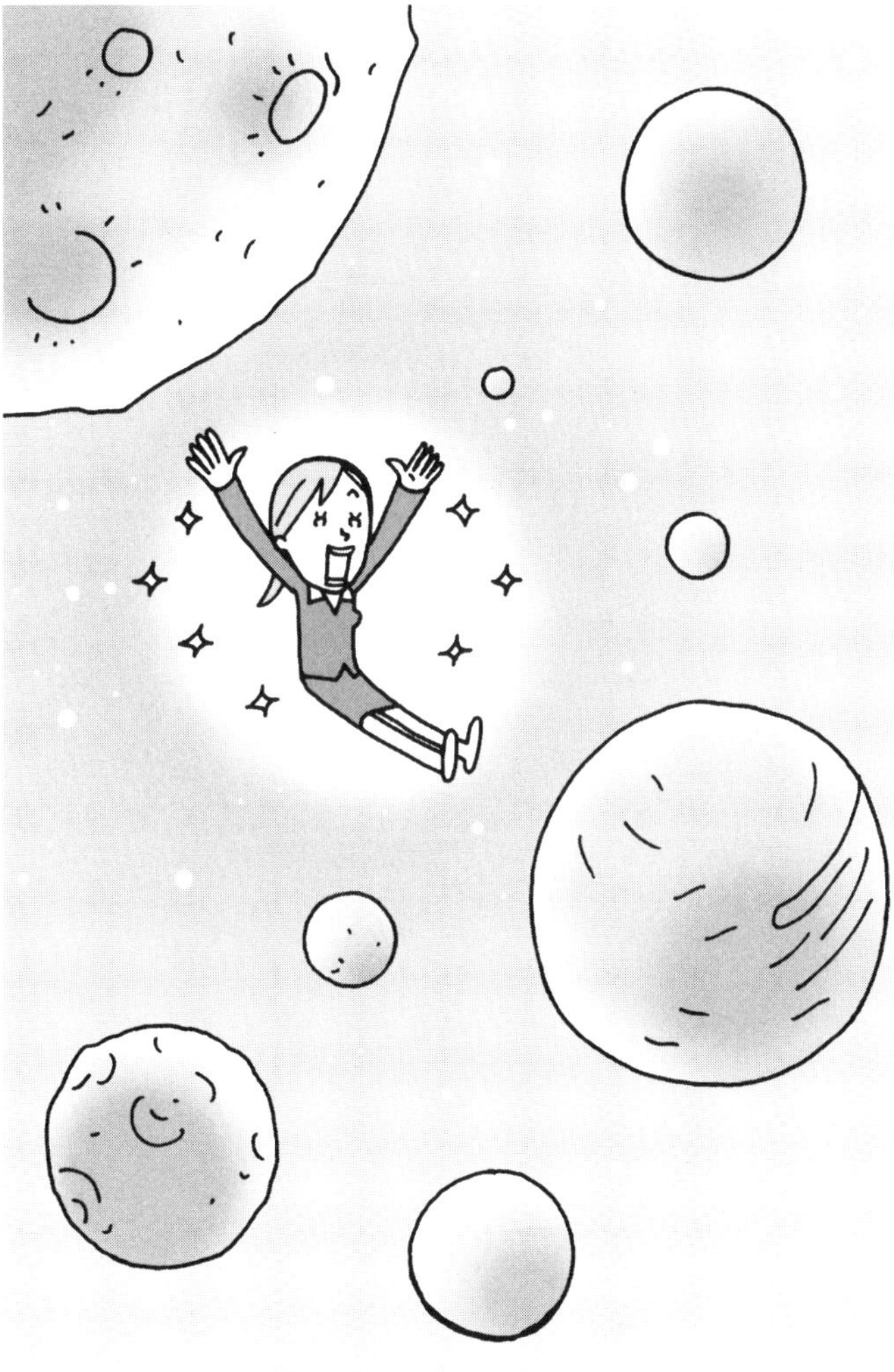

東洋的な自然観は、人間は自然の一部であるという考え方に基づいています。人間だけを切り離して考えることはせず、森羅万象すべてがつながりあって存在していると考えます。自己と他者、心と身体、自分と社会といった形で対比させる考え方は西洋的自然観で、このような対比のなかに自分をおいて考えるから、相克《そうこく》が生まれ、つらさを感じてしまうのです。

ですから自分という存在は、宇宙まで含む生命力に満ち溢れた大きなシステムの一員である、小さい存在ではあるが紛れもなく自然世界の構成員のひとりであるという考え方をしてみてはどうでしょうか。自分と世界ではなく、世界のなかの自分、世界は自分を含んでいるという考え方をもつことが、ストレスをストレスとして受け止めず、流していくコツといえるかもしれません。

社会の子としての自分ではなく、自然の子としての自分を大切にしていく。歴史的な生命を生きているという感覚、大きな流れのなかを生きているという感覚に浸ってみる。

こうして、大きな流れのなかのひとつのキーストーン、結節点が自分という存在であると実感できれば、「〜ねばならない」「〜すべきだ」といった思考の枠からも解放されていきます。「長〜い歴史のうちの、長〜い人生のうちの、ほんの一日、たまにはさぼって遊びに行くか」という気持ちもてるようになるでしょう。

社会規範にのみ従って生きることの不自然さ、内なる自己の心の声に素直に生きる心地よさを知ることが、目の前のストレスを乗り越えていく根源といっていいのです。

ストレスに負けないちょっとしたコツ

現代社会にあふれるさまざまなストレス病は、いわばストレスという弾丸に当たってしまうことで起きているといえます。つまりストレス病でやられてしまった人たちは、ストレス弾の直撃を受けた現代の傷病兵といっていいわけです。

ストレスに負けないためには、飛んでくるストレス弾を上手によけること、飛んできたら打ち返せる柔軟性をもつことに尽きます。そのための、ちょっとした秘訣をご紹介していきましょう。

●つらい状況を俯瞰でながめてみる

ストレスに巻き込まれている最中は、「自分だけがつらい」と思い込み、内へ内へと目がむいて周りが見えなくなっていきがちです。人によっては、大きなストレスを抱え込んでいることに気づかず、ひたすらつらさを耐えているだけという場合もあります。ここで、「なぜ、こんなにつらいのか」を俯瞰的にとらえてみることも大切です。

つらさの原因となっているストレスの構造がわかれば対処の仕方が見えてくることもありますし、ストレスで苦しんでいる自分を高い所から見えるようになると少しは気持ちがラクになります。

●「守ってくれる」誰かをもつ

自分の生き方やこれまでの価値観を変えるときには、多かれ少なかれ不安を感じるものです。そうしたときに、不安な状況をサポートしてくれる親やパートナーの存在はとても大切です。サポーターは、親やパートナーでなくともかまいません。神さまやお天道さまでもいいのです。「誰かが支えてくれる」「抱えてくれる」「神さま、お天道さまが守ってくれる」、だから大丈夫と思えることが大切なのです。

●成功体験を思いおこす

ダメな状況から脱する一番の方法は一回でいいから成功体験を味わうことと言われてい

ます。「自分はダメなんだ」という思いは自信の喪失につながり、何をやってもうまくいかないという悪循環を生んで大きなストレスとなります。一回でも成功すると、自分に自信がついて「次も成功できる」と思えるようになっていきます。

●いいことをイメージする

人間の潜在意識は、望んでいることを現実化してくれるという理論がありますが、いいイメージを描いて念じてみると、意外にも念じたことが実現したりするものです。スポーツ選手のなかにも、頭のなかで具体的に成功イメージをシミュレーションしてから競技に臨むという人が少なくありません。無意識的、非言語的な部分で蓄積されたものが、イメージによって意識化することで発揮されてくるのでしょう。

いいイメージを描くと、自分を取り巻く周囲の環境も変わっていきます。違う人生観をもてば、その人生観を受け入れてくれる人が寄ってきます。「こうなりたい」と思い描けば、周りもそのように変化していくのです。いま、どんなに最悪な状況でも、毎日10分「超ハッピーな自分、最良の状況」をイメージしてみてください。

●楽天的に考える

ポジティブに考える、楽天的になることがいいと言われているのは、ネガティブなイメージもまた現実化されやすくなるからです。ですから、何事も楽天的に考え、ネガティブに考えないということが大切です。というのはウソです。物事には良い面もあるが悪い面もある。ポジティブだけでは生きていけないと考えるのが、楽天ということです。

知名度だけのとんでもないカウンセラーにかかってしまったとしても、それを「こんなカウンセラーにだまされて」とは思わない。そこで「こういうカウンセラーなんか当てにしたら、自分の人生がダメになるとわかっただけでも十分じゃないか」と考える。失敗しても、失敗したことにいつまでもとらわれず、「次に挽回すればいい」と考える。そういう考え方ができたら、それだけでOKなのです。

私も株で泣きたいほど損をしたことがあります。証券会社をうらんではいません。「世の中の相場とはこんなもん」と思えただけでも、いい勉強ができたと思っています。高い授業料でしたが。そこで「チクショウ。あの証券会社のせいで」とフラストレーションをためていたら、ストレス病にかかったストレス医者となっていたことでしょう。ストレス社会を生きていくためには、失敗にこだわらない楽天性も必要なのです。

●適度に受け流す

ストレス病にならないためには、いかに意固地にならず、気持ちや考え方を切り替えるかもポイントです。

どうしようもない夫でも、「お金を入れてくれるんだからまだましか、まあいいわ」と考える。理不尽な上司からバカだ、能無しだと言われたら、「はい、そのとおりですね」と答えて逆らわない。こうして利口に立ち回っておけばいいのです。

ネガティブな人たちにどう好かれるかを考えて、バカだと言われないように一生懸命まじめにやろうとするからつらくなるのです。ネガティブな人とは適当に距離を置き、ポジティブな人との関係を大事にしていくという生き方も、世の中にはありなのです。

●努力だけですべて解決できると思わない

日本人には、「努力すればものごとは改善する、解決する」と思い込んでいる人がたくさんいます。たしかに努力も大事ですが、努力だけですべてが解決すると思い込む「努力信者」になってしまうのは問題です。「自分が努力さえすれば何でもできる」という考えは、裏を返せば悪いことが起こったとき、「責任はすべて自分にある」ということになります。

「努力も大事だが、運や出会いといった不確定要素の存在もある」と思ったほうがもっと楽観的に生きられます。そして、じつは、自分以外の力（時代の流れ、運、人との出会い）を信じて広い視野をもつほうが、努力は実りやすいものなのです。

ストレス弾にやられないための生活七か条

日々の生活のなかで実践してほしいこと

「逃避型」の人は、いつかはストレス弾に当ります。本人には、逃げている意識はないのですが、自分のほうから問題解決をしたり、計画的に対処したり、ストレスを解決するにはどういう方法があるかを検討しない人、ストレスに向き合わない人は要注意。

悲しいことに、ストレス弾は逃げれば逃げるほど追いかけてくるという性質があります。「逃避型」でいると、いつまでもストレス弾に追いかけ回されることになります。

その魔の手から逃れるには、生き方や生活そのものを立て直して、上手にストレス管理していくことが必要です。日々のなかで、ぜひ次にあげる七か条を意識していただき、心身ともにストレスに強くなる生活へ変えていきましょう。

第一条　公私のけじめをつける

平日は深夜までサービス残業、休日も返上して接待ゴルフや休日出勤、これではリラックスする暇もありません。休養のないところに再生産はなく、能力人間はＮＯ力人間となっていく危険性をはらんでいます。

企業戦士という言葉の響きは勇壮でも、その実体は社会や企業の奴隷です。パブリックでがんばったら、プライベートで休息する。このけじめがハッキリついてこそ、健康で健全な生活が営めるのです。

社会人であれば仕事と私生活、主婦であれば家事労働や家族のための時間と自分のためだけの時間、学生や子どもであれば学校や塾での勉強と遊び、こうした公私の区別をつけて、自分の健康を守れる人になっていきましょう。

第二条　気分転換をはかる

ストレスは細切れにして処理するのが、もっとも効果的な処理のやり方です。どんなに忙しくても、どこかでのんびり、ゆったりとした時間をもつようにしましょう。気の張ることが続いたり、疲れたりしたときは、合い間に気分の変わる何かをしてみたり、まとまった時間をとって旅行や温泉に出かけるというのもいいと思います。

第三条　視点は複眼でもつ

仕事ばかりの仕事人間、家事ばかりの家庭人間ではなく、仕事人間なら生活者の、家庭人間なら社会人としての視点をもつようにしてください。視点が単眼思考的であると、それだけストレス弾にも当たりやすくなります。

視野を広げ、複眼的に思考できる人ほど心身が柔軟で、ストレス弾が飛んできても上手にはね返すことができるのです。

第四条　自立した生活をする

誰かに依存しないと生きていけない人は、愛をもらうために本音が言えず、自分の気持ちを伝えることができなくてストレスになります。人がよくて頼まれると断れない、人に左右されやすい、自分の本音が言えない人は、人からの愛を求めてさらに愛を失う不安から自立できないでいる依存体質の人です。

自立というのは、誰にも何にも寄りかからず、ということではなく、寄りかかったり、寄りかかられたりしながら自分の足で立って考え、動けることを言いますが、自立した生活こそがストレス弾を防ぐ盾になってくれます。武者小路実篤の言葉「彼は彼、我は我、されど仲良き」の関係を実践できるといいですね。

第五条　生きがいの点検を

弱い人を追いかける習性があるストレス弾にとって、格好の標的といえるのが生きがいを失った人たちです。生きがいをなくして気を落とし、気が沈み、気に障ったり、気がもめたりしていると、気の病にかかってしまうのです。生きがいのない状態は、元気がなくなり、ストレスを追い払う気力も失せてしまいます。ストレス弾につけまわされないように、ぜひとも自分自身の生きがいは何か、ライフサイクルに応じて点検していきましょう。

第六条　相談できる仲間をもつ

自分を受け入れてもらうことで苦しみを減らし、勇気を取り戻すことができるようになるのが人間です。気のおけない友人とのおしゃべりが、ストレスの発散やつらい状態の緩和につながることはよく知られていますね。ストレスがたまって苦しいときに、否定や批判をしないで話を聞いてくれる仲間の存在は、とても大きいものです。そうした仕事やふだんのしがらみを離れた仲間を身近につくるようにしましょう。

第七条　信頼できる医者をもつ

大切なのは、信頼できるかかりつけ医をもつということです。ストレスにやられてしまう人はまじめな人が多いので、「医者の言うことだから正しい」「よくならないのは自分が悪いから」と思い込みがちですが、これだけ医者がいればなかにはトンチンカンな医者もいます。ですから合わないと思ったら、がまんしないで変えたほうがいいのです。がまんをしたら余計悪くなります。

「どうしても信頼できる医者が見つからない」とお嘆きの方は、ぜひ当クリニックにどうぞ、とは軽々しく言えません。ぜひお近くでお探しください。遠くからいらっしゃって一回診察しただけではほとんど何にもならない、変わらないというのがこれまでの経験です。それに、信頼というのは他人からみて何とも微妙な要素があるものでして、期待にお応えできる医者かどうかの判断はあなたにお任せするしかありません。

第5章
周りの人たちへ
——身近な人が心の病気で苦しんでいたら

こんなサインがあったら危険信号点滅中！

出ているSOSサインを見逃さないために

まじめでがんばり過ぎてしまう人ほど、つらさを感じても黙ってがんばり続けてしまったり、「つらく感じてしまうのは自分が弱いからだ」と考えたりしがちです。自分で自分の心の状態を客観的にながめるということができないので、知らぬ間に大きなストレスを抱えてしまいやすいのです。

ストレスに苦しめられながらも、自分がストレス病になりかかっている（なってしまっている）ことに、なかなか気づかない人も少なくありません。

ですから適応障害をはじめとするストレス病の早期発見、早期治療のためには、身近にいる家族や職場の人など周りにいる人たちの協力も大切になってきます。

心になんらかの問題を抱えている人は、必ず行動や態度でサインを示しているものです。以前とはちょっと様子が違う、最近どうも元気がないなどの変化を感じたら、少し注意して観察してみてください。

簡易ストレス度・チェックリスト（他者評定用）

本人をよく知っている第三者（友人など）３人程度で、次の各項目について、当てはまるものをチェックしてください。

1	顔に生気がない（いきいきとした表情をしていない）。	
2	疲れているような感じがする（何となく元気がない）。	
3	会議中や仕事中の居眠りが目立つ（以前はなかった）。	
4	かぜ気味のことが多い（体調をくずしていることが多いらしい）。	
5	動作が活発でなくなっている（かったるそうな感じがする）。	
6	話しかけてもすぐ返事がかえってこない（反応が鈍くなっている）。	
7	積極的な意見が少ない（自分からの発言がない）。	
8	仕事をするのがおっくうそうである（以前はそうでもなかった）。	
9	うつろな目をしていることがある（ぼんやりとした目をしていることがある）。	
10	このごろ、カッとなることが多い（怒りっぽくなっている）。	
11	他人とのつきあいに積極的でない（以前はそうでもなかった）。	
12	いらいらしがちである（あせってじれているような感じがする）。	
13	よく貧乏ゆすりをしている（落ち着きがないような感じがする）。	
14	このごろ、口数が少なくなっている（口が重くなっているようだ）。	
15	仕事の能率がおちている（テキパキとしていない）	
16	笑顔が少なくなっている（笑い声も少なくなっている）。	
17	額にたてジワを寄せていることが多い（以前はあまり見られなかった）。	
18	身だしなみに明るさがなくなってきた（女性では化粧気がなくなってきた）。	
19	元気がない。自信がない（確信のある言葉が少ない）。	
20	このごろ汗をかきやすくなっている（手のひらや足の裏に汗が多くなって手足が冷たい）。	

１項目を１点として採点し、平均値によって判断します。

得点	ストレス度の診断	対応策の目安
0～3点	正常	
4～7点	軽度ストレス	休養、リラックス
8～15点	中等度ストレス	医師に相談
16点～	強重度ストレス	要治療

（桂戴作）

本人にストレートに「何かあったのか」と尋ねても、人からの評価がとても気になる「まじめながんばり屋さん」たちは、評価が下がることを恐れて、あまり進んで自らの問題を打ち明けることはしません。なかには、自分に大きなストレスがあることに気づいてさえいない場合もあります。

しかし、どこかで必ずＳＯＳのサインを発していますので、掲載したチェックリストを参考に、サインを見逃さないよう注意深く見守っていただけたらと思います。

職場不適応を起こしているときの兆候

会社にいる時間の長い社会人の場合、一日のうちもっとも時間を共有しているのが職場の人たちです。ストレスによるＳＯＳサインもそれだけ発見しやすくなるので、おかしな兆候を感じた部下や同僚がいたら、ぜひとも気をつけていただきたいと思います。

職場不適応を起こしていると、初期には次のような変化が見られます。初期症状の特徴にあてはまる場合は、早めに対応を考えていくことが大切です。

・欠勤、遅刻、早退が多くなった
・仕事の能率が低下し、ミスや軽いケガが多くなった

・体の調子が悪いと言ったり、とりとめのない訴えが増えた
・酒癖が悪くなり、酒を飲むと人柄が変わってしまう
・服装や身だしなみが乱れ、不潔になった
・反対に、極端に潔癖になり、何回も手を洗うことが増えた
・些細なことで怒ったり、反抗したり、乱暴になった
・以前に比べて口数が少なくなった
・反対に口数が多くなり、大言壮語するようになった
・同僚などと話し合うことを嫌がり、つき合いを避けるようになった
・「自分の噂や悪口を言っている」などと言い出し、他人の言動を気にするようになった

「やっぱりおかしい」と感じたときは？

しばらく様子を見守ってみて、「やはり心の病気かもしれない」と感じたときは、早めに専門の治療機関に連れて行き、治療してもらうことが必要です。

しかし、本人にストレス病の自覚がなかったり、自覚があっても「ダメな人間」のレッテルを貼られることを恐れていたりする場合、治療を勧めても素直に「うん」と言わない

可能性があります。

そういうときは、無理やり受診を勧めないほうがいい場合もあります。心配だからと、本人をだまして治療機関に行くように勧め、「首に縄をつけてでも引っ張っていく」といった態度を見せることで事態を悪くしてしまうこともあるので、本人がその気になるまで見守る、その気になるように働きかけるなどして、無理強いしないようにしましょう。

家族の様子がおかしいと感じたとき、職場の人の様子がおかしいと感じたときのそれぞれの対応をご紹介しておきます。第三者が様子の変化に気づいたときは、段階的に対処していくことが大切です。

●家族の様子がおかしいとき

精神科や心療内科への受診をいきなり勧めると拒否反応を示されることもあるので、「身体の調子が悪そうだから診てもらったほうがいい」と伝えて、まずはかかりつけの医師や、内科の受診を提案してみましょう。身体を検査してみてどこにも異常がなかったら、「ストレスがたまっているのかもしれないから」と、心療内科や精神科の受診を勧めてみてください。

それでも受診を嫌がるときは、家族の方だけでも先に心の専門医に相談しましょう。最寄りの精神保健福祉センターで相談にのってもらうというのも方法です。本人への接し方や、受診につなげるための方法などをアドバイスしてもらうことができます。

また本人に病気の自覚がない場合は、新聞記事の切り抜きや専門の本などを見せて、理解をうながすという手もあります。その際、「ストレスで調子を崩しているなら、早く治療することで早く回復もできる」ということを伝えてあげてください。

●職場の部下や同僚の様子がおかしいとき

適応障害にかかりやすい人は、ストレスがあることをなかなか認めず、無理をしてがんばってしまいやすい傾向があります。また、自分で「おかしい」と気づいていても、「みんなに迷惑をかけたくない」と考えたり、周りの目や反応、評価を気にして調子の悪さを隠そうとすることもあります。

ですから、まずはじっくり話を聞いてあげるところから始めてみるとよいでしょう。一対一で話し合える時間を作って、「最近、疲れているようだけど大丈夫か」と、本人の状態を尋ね、本人が話すことは否定したり、軽く受け流したりせず、共感や受容的な態度で耳を傾けてあげてください。

自分でも調子の悪さを自覚しているようだったら、職場で提携している産業医や産業カウンセラーへの相談を勧めてみるのもいいでしょう。

部下が調子を崩しているのであれば、専門家への相談は決して評価に響かないことや、調子が悪いまま働き続けて身体を壊しては元も子もないと伝えて、本人を安心させてあげることも大切です。同僚の場合は、産業医への受診とともに信頼できる上司への相談も勧めてみましょう。

いずれにしても大事なのは、諭したりアドバイスをしたりしないで、話を聞いてあげるという態度です。軽い適応障害であれば、話を聞いてもらい、苦しさが和らぐだけで回復していくケースもあります。また、そこでの話はほかには漏らさないということも、伝えてください。

周りの人がこれだけは注意したいこと

小さな親切が大きなお世話になることも

困ったときの適切なアドバイスはとてもありがたいものです。道に迷って、自分がどこにいるのか、どちらへ行ったらよいのかわからなくなったときなどは、なおさら人からのアドバイスは「救いの神あり」という気持ちになります。

けれども、せっかくのアドバイスも、小さな親切大きなお世話になることがあります。心の病気にかかって、自分がどこにいるのか、どこへ行けばいいのかわからず迷子になっている人にとって、不適切なアドバイスはますます迷路に誘い込むようなもの。治療者の立場からも、大変困ることが多いのです。

参考までに、病気を悪化させる、身近な人からの「親切なアドバイス」をあげておきます。

「睡眠薬なんか飲んでいると頭がぼける」

「暗い顔をしていないで温泉にでも行って気分転換したら？」

「元気がないときはカラオケが一番だ！　そうだ今度ゴルフにも行こう！」

「精神病の薬なんか飲んでいたら仕事にならない。すっかり病気を治してから出社しろ」

「気持ちが甘えているのではないか」

「心が怠けているだけだ。気をしっかりもて」

「死んだ気でやり直したらなんとかなる」

「元気を出して、もっとがんばって」


心の病気にかかった人は、元気もなくなり、意欲ややる気も低下していきます。回復にもある程度の時間が必要なので、傍から見ると「治療しているのに、一向によくならないじゃないか」と映ることもあるでしょう。

とくに健康に自信がある人や、「努力で今日の地位を築いてきた」という自負のある人は、気弱になっている姿や覇気のない様子に歯がゆい思いを抱くこともあると思います。

だからといって、激励したり、はっぱをかけたりすることが、かえって本人の負担になることもあります。見るに見かねて口を出してしまう気持ちはわかるのですが、本人にしてみれば、温泉やカラオケやゴルフに行くことすら、つらくてできないということもあるのです。

ましてや「甘えている」「怠けている」「気をしっかりもて」という言葉や「病気を治してから出てこい」といった否定的な物言いは、がんばり過ぎて心が疲弊してしまっている人にとって、これほどつらいものはありません。

本人も回復に向けて努力をしているところです。病気になるのはお前が弱いからというニュアンスが言葉や雰囲気に含まれていたり、全否定されてしまうと立ち直ることもできなくなります。激励もよくありませんが、それ以上に叱咤や否定は禁物です。

「なんとかしてあげたい」という気持ちはありがたいのですが、そこでグッとがまんしていただき、本人の自力での回復を気長に待つ気持ちで接してあげましょう。

「立ち直らせる」より「休養」させることが大事

私の自宅にはバラの花が咲いていますが、翌年もきれいな花をつけてもらうには、冬の間にしっかり休ませてあげることが必要です。そのため、秋を過ぎると少し切り詰めて、ダウンサイジングを行うのです。こうして休ませることで、翌春には新しい芽がたくさん出てきます。

人も同じで、疲れているときはダウンサイジングすることが、疲れをとる一番の方法となります。とくにストレス病は、いっぱい手を広げ過ぎてしまって心身が疲れている状態ですから、休養してエネルギーを蓄えることが大切なのです。

病気になったのは、決してダメな人間だからなのではなく、「極限までがんばり過ぎてしまったからなのだ」という目で見てあげてほしいと思います。

分散してしまったエネルギーを再び充電するために、余分なものをちょっと切り落として少し冬眠しましょう。来春のためにエネルギーを蓄えれば、また新しい芽が出てくるから、という態度で接してあげられたらいいですね。

「OKサイン」を出していく

植物が太陽と水を必要としているように、心の病気になった人がもっとも必要としているのは、周囲からの「勇気づけ」です。

「勇気づけ」というのは、主に「そのままのあなたでいい」「あなたには能力がある」「あなたは必要とされている」というOKサインを出していくこと、「今回のことが次の成長につながる」と考えて、本人の成長を見守っていく態度を言います。

心の病気にかかっている人は、自分への自信を失いやすく、悪いほうへ悪いほうへとものごとを考えていきやすくなります。

ですから、「あなたというベースの部分には問題はない。表面的に、ちょっとした問題がいろいろあって挫折をしただけなのだ」と伝え、自信を失いがちな部分にエネルギーを注入してあげることが大切です。

どう対応したらいいのかわからないというときは、ベースになんらかの問題を抱えている人であっても、そこを含めて「あなたのままでいい」と認めるところから始めていくといいでしょう。

また、親や学校の先生、職場の上司や同僚など、周りにいる人たちの役割は、適応障害やストレス病によって自分への自信をなくしてしまった本人に、「健康な自己像」をもたせていくことです。「健康な自己像」がもてないと、先々、逆境や危機的状況に対してひきこもったり、より重篤な心の病気にかかったりしてしまう可能性もあります。

「あの人は挫折した人だ」という否定的な評価や、「かわいそう」という哀れみの目で見るのではなく、「人間というのは、生きている間、そうしたちょっとした挫折を繰り返していくものだから」という見方をする。それだけでサポートになります。

人が「健康な自己像」をもつには、①自分自身の有能さに関する認識、②重要な人間関係における自分の存在意義の認識、③自分の人生に影響を与えられる力があるとの認識の三つが必要です。「私には能力があり、周りから受け入れられ必要とされていて、起こる問題にも対処していく力がある」、こんな実感がもてることといってもいいでしょう。

ですから適応障害を起こした人には、「あなたは能力がある人ですよ。人間として十分にやっていける人なんですよ」という「OKサイン」を常に出し続けてあげてください。

家庭のなかや職場、学校に「OK、大丈夫ですよ」という雰囲気があることが、本人にとって何より安心できることなのです。

治療後、現場に復帰してきたときは……

特別視や遠慮は禁物、なるべく普段どおりの態度で

現代は心の病気に対する理解がだいぶ進んできました。「うつ病は心の風邪」という表現も、それなりに定着してきているようです。

その言い方でいけば、「適応障害は単なる鼻風邪」といえます。本格的な風邪以上に、誰もがかかりやすいのが鼻風邪です。「クシャミと鼻水が増えてきたな、少し気をつけよう」という段階が適応障害で、適応障害は特別な人がかかるわけではありません。誰でも、いつでもなっておかしくないストレス病であることを、まずは理解しておいてください。

とはいっても、人によっては「精神科にかかった」「心の病気で治療を受けていた」ということに対して、なんらかの感情や偏見を抱くこともあります。特別な目で見たり、どう接してよいかわからず腫れ物に触るように接したり、必要以上に気を遣ったりと、以前と異なる態度を見せてしまうこともあるかもしれません。

こうした態度や雰囲気は、復帰してきた本人を傷つけ、より大きなストレスとなること

もあります。

ですから、適応障害にかかって治療を受けた人が現場に戻る場合、まずは上司や先生の立場にある人が、「適応障害はストレスによって起こるものであり、誰もがかかる可能性をもっていて、その人だけが特別ではない」ということ、「戻ってきたら以前と同じように接していくこと」などを、前もって現場の人たちに伝えておくことも大切です。

適応障害の場合、心の病気のなかでも軽症の部類に入る疾患ですし、治療によって完全に回復もしていきます。精神病とは異なる「ストレス疾患」ですから、治ってしまえばなんの問題もなく現場に戻ることができます。特別視をしたり、へんに遠慮をしたりせず、普通に現場に受け入れてあげてください。

無理のない環境を整えてあげる

ただし、気をつけていただきたいこともあります。適応障害は、無理を重ねてストレスをため、不適応を起こして発症する疾患でもあるので、以前と同じペースで仕事や学業を行うことがむずかしい場合もあります。

とくに職場などの場合、不適応となるストレス因子が「職場環境」にあるときは、以前と同じ職場に戻したり、同じ仕事をやらせたり、同じ上司の下に戻すことは避けたほうがよいこともあるのです。

職場のストレスでは、大きく「対人関係の問題」と「仕事の質と量」の問題があげられます。どちらか、あるいは両方がストレス因子となっていることが大半なので、適応障害の治療では、主治医が職場の上司と連絡を取り合って、部署の異動や職種の変更をお願いし、環境調整を行うことも少なくありません。また、このように環境を調整することで、劇的に回復していくケースも多いのです。

ですから、本人が職場に戻るにあたって、主治医のほうから環境調整の申し入れがあったり、本人自身から環境の変更をお願いするようなことがあったら、ぜひともそのように対応していただきたいと思います。

また、完全に回復したといっても、本人のなかには「大丈夫だろうか」といった不安な気持ちも残っています。もともとストレス耐性がそれほど強くないことから適応障害になるケースも少なくないので、復帰後もしばらくは様子を見守るようにしましょう。無理のないペースで仕事が続けられるように気遣ってあげてください。

家族は温かくサポートを

適応障害にかかった家族が、治療の甲斐あって職場や学校に復帰することができたら、本人のプライベートな生活を共有する立場として、職場や学校でのストレスが解消できるよう、前よりも気をつけてあげましょう。

何よりも大切なのは、温かなコミュニケーションです。家庭内での会話をなるべく増やして、心のガス抜きができるようにしてあげてほしいと思います。職場や学校でのできごとを、ただ「うんうん」と共感的に聞いてあげるだけで、ストレスは緩和されるものです。

本人が希望するなら、家族で旅行に出かけたり、休日にスポーツやレクリエーションで過ごすのもいいですね。

また前項を参考に、時折「ＯＫサイン」も出してあげてください。人が外の世界でがんばれるのは、家庭での温かなサポートがあるからこそ、です。家族の支えは大きな励みになることを、ぜひとも忘れないようにしていただけたらと思います。

終章
新版にあたり——最近の適応障害をめぐるトピックス

1　受診患者さんの割合の増加

私のクリニックは、無床で、ビルの一角で開業する「ビル診」ということもあり、初診の患者さんの主な訴えは、不安、不眠、抑うつ、意欲の低下、食欲不振などで、不安障害や軽いうつ、うつ一歩手前という病態の方が多くなりました。一般に、うつ病の軽症化がいわれて久しくなります。

最近では、症状をネットで入力すると「軽うつ～適応障害？」という診断をしてくれるサイトもあります。もちろん本書のような解説本の役割も大きいのですが。

さらに、精神の不調に対する世間の理解や寛容度も上がりました。クリニックが増えて精神科の敷居が下がって受診しやすくなったのと相まって、適応障害水準の患者さんの受診が増えているのだと思います。

以前のように、精神科受診に対する嫌悪や抑制の風潮は少なくなりました。患者さんも発症の要因に心当たりがあることが多く、自分で「これって適応障害かも？」と思って受診するというわけです。

2　適応障害の発症要因の複雑化

適応障害の本質は、はっきりと確認できるストレス因に引き続いて起こったストレス反応としての情緒面、行動面の症状です。

失業や借金、離婚などは、単一でも大きなストレッサーとなります。ところが最近では、この発症要因が一つでなく複数、しかも、その要因同士が複雑に絡んでいる例が多いように思います。

これは、私のクリニックが福島県いわき市にあり、東日本大震災、津波被害と福島第一原発事故による放射能関連被害地にあるということで、強く感じるのかもしれません。

原発事故による避難住民はピーク時には約十六万人、現在（平成三十一年）でも約四万五千人以上の人が県内外での長期にわたる避難生活を余儀なくされています。

生活の基盤が失われ、地域共同体は崩壊、ふるさと喪失、避難による移住、仮説住宅暮らし、家族別居、失業、転職、転学などによって、生活環境は激変。精神的に不安定な状態が続きます。

さらに、住み慣れた土地を離れて転職、転学した先での誹謗中傷、いじめなどの被害にあった上、家庭内不和が表面化しての離婚問題、高齢の祖父母や両親の認知症発症、それに自分自身がガンにかかるなど、ストレッサーが多重複雑化しています。

一般的にも、社会が複雑化するのにともなって、ストレッサーの種類も増加し、複雑化が進んでいます。

たとえば、職場での理不尽な処遇、転勤、単身赴任などのストレスを訴える方が、同時に不倫問題を抱えて夫婦不和があったり、収入減や借金、住宅ローンなど金銭的な悩みがあったり、子どもの学校でのいじめ被害や不登校、発達障害と言われる、進学問題など子育ての悩みがあったり、遠方に住む高齢の両親のケア問題などがあったりします。

家族や親族との関係、仕事の関係、友人関係、近所付き合いなど、その人が関わるコミュニティの数だけ、人間関係の悩みも発生しやすいでしょう。

多くの人が複数のストレッサーを抱えながら生きています。一つの問題を解決するには最適のはずの方法が、他の要因にはさらなる負荷増大となることもあって、さながら多元連立方程式を解くようなむずかしさがあります。

3　対症的な治療だけでなく再養育の必要性も

私はストレス医となって四十年弱が経ちました。その間に診た患者さんは、一万八千人程になります。この〝ほどほど〟の経験から言えることは、「適応障害はよく治る。しかし、再発することが多い」ということです。

ストレッサーの性質や強度にもよりますが、過去に適応障害で治療した患者さんが、時を経て、また受診するということがたくさんあります。これをみてひと口に「この人はストレス耐性が低い」などと言ってしまうと、表層的な理解に終わってしまいます。

たとえば、職場でパワハラ、セクハラに遭っている患者さんが受診したとします。現実的な被害の客観性も重要ですが、ご本人がハラスメントをどう捉えて、どういうふうに傷ついた心を修復しようとしたかという、極めて個人的な問題にも深く関係しています。

ちょっと例をあげてみましょう。

とても犬が怖いという人、犬恐怖症の人がいたとします。吠えられるとビクビク、ドキドキ。姿を見ただけで不安になる。噛まれるんじゃないかと近づけない。

どうして犬が怖いのか、自分でもよくわからない。

実は、その人は幼児期に犬に噛まれて怪我をしたことがあったようです。親は噛まれた傷の手当はしましたが、心の傷には重きを置かず、「あなたが犬に近づくからいけない」と叱ったり、なかったことにしようとしました。その結果、犬に噛まれたことは、思い出したくないこととして抑圧され続け、恐怖感だけが根雪のように残ってしまいました。

ここで重要なのは、被害的な事故に対する心のケア、フォローの仕方なのです。事故の解釈学、リカバリー術といってもいいでしょう。

たまたま気性の荒いすぐキレる犬だったのかもしれない。虫の居所が悪かったのかもしれない。お腹が減ってイライラしていたのかもしれない。かわいい子どもが妬ましかったのかもしれない。犬に噛まれたことは不条理な事故で、誰が悪いわけでもなかったのです。

このような解釈が保護的・受容的な環境下でなされれば、恐怖感情は溶解し、記憶には「犬に噛まれた」と言語的に記録されるだけになります。

しかし、そのような環境を得られなかったために、つらかった体験の解釈や言語的中和化が十分でなく、不快な感情が生のまま抑圧されてしまった場合、思い出したくない恐怖体験となって心の奥底に残り、ふとしたきっかけで蘇ることがあります。

一般的に、パワハラやセクハラの被害に繰り返し遭いやすい人は、マジメで礼儀正しく、優しい人であるケースも多いです。ハラスメントは、逃げられない状況で起こりやすく、簡単に仕事を投げ出したり、上層部に告げ口したり、逃げ出したりしない、「マジメな人」ほどターゲットになりやすいのです。

パワハラやセクハラ被害に遭いやすい人の生育歴、すなわちどのような環境で、どのように育ってきたかを辿ると、幼児期や児童期に逆境体験やＤＶ被害（特に性的虐待）があって、抑圧された恐怖体験が、職場でのパワハラやセクハラでフラッシュバック的に蘇ってきたと思われることがあります。

ストレッサーに過敏に反応してしまう患者さんには、ただ症状を緩和するだけの治療だけでなく、養育者との内的関係をもう一度構築しなおし、育てなおす治療法「再養育療法」を行うなどして、パワハラやセクハラへの対処能力をつける必要もあると思います。

人生、いつ思わぬ被害者になるかもわからないのですから、リカバリー術を知っておくことはとても大切です。

4　管理監督者の対応の変化

社会人になると、多くの人は組織に属することになります。組織には必ず管理監督者がいます。

ストレスの原因として職場でのパワハラ、セクハラ、対人関係障害があった場合のことです。患者さんが休業を要する場合、職場に診断書が出されます。それまでは上司などに相談していましたが、聞きおかれるだけで適当に放置されていた。それが診断書提出によって問題が明るみになり、明文化され、共有されることになります。

つらくてもがまんして就労していることが問題の重大さを減じさせます。しかし、休職者の存在は、炭鉱のカナリアのように組織全体の危機を告げているのかもしれません。労働環境が悪化すれば生産性に影響します。放置している上司はその上の管理監督者からすれば管理能力のないダメ上司とみなされます。

以前は、適応障害という疾患があまり認知されていなかったので、職場で訴え出たとしても「甘えている」などと心無いことをいわれて無視されたり、社内でもみ消されたり、退職に追い込まれるケースも少なくありませんでした。

ところが、インターネットやＳＮＳが発達した現代ではパワハラやセクハラをネット上で告発するケースも増えています。二〇一八年にはセクハラ告発の活動として「#Me Too」運動が世界的な広がりを見せました。

管理監督者の対応が悪ければ、組織全体がダーク、ひいてはブラックのレッテルを貼られかねません。そのためか、近年では事情聴取や配置転換などの対応が早くなったような感じがします。

ただし、公務員や教員の世界では、長期休職とは名ばかりで、次の定期異動まで現状維持、先送りということが多くみられます。

逆に、産業医の中には過剰反応で、十分な休養、治療の必要性の名のもと、なかなか復職の申し出に応じないということもあります。

管理監督者は、短期的な業績の良否だけで部下を判定して、それで終わりにするのではなく、中長期的な視点を持ち、仕事を通じて人を育てるという視点が欲しいと思います。

5　他職種との連携の増加

ストレスの原因が、権利関係の調整や法律によって現実的に解決可能である場合も多くみられます。たとえば、離婚、相続、借金、不法労働行為、交通事故、賠償、ストーカー被害など、患者さんの主張と相手方の言い分が対立する場合です。

このようなときには、現実的解決を求めて、専門家である弁護士、司法書士、労働基準監督署、警察などに積極的に相談することをアドバイスすることが多くなりました。

家族を中心とした地域共同体の絆がゆるくなり、身近な人に相談ができず、困りごとを最初に訴える相手が、私たちのようなストレス医であることが増えてきたのです。

ある先輩が言っていました。「最近の仕事の大半が人生相談です」と。

私たち医者は、患者さんの言い分をその幻想も含めて、いったん受け容れることも仕事のうちです。しかし、患者さんの言い分には実際にかなり自己中心的な面や被害妄想的な部分もあり、それを第三者である他職種の方から指摘されることもあります。他職種との連携は、患者さんがストレスに冷静に直面し、問題点を明確化する効果があるようです。

おわりに——適応障害治療の深掘り

「格差社会」という言葉が流行語になったのは、本書の初版が刊行された翌年の二〇〇六年のことです。格差が当たり前の社会では、若い人たちが希望を持てない。彼らが努力の報われない現実社会から撤退した結果、うつやひきこもり、不登校者の増加という形で表れているとさんざん論じられました。

最近では、さらに苛酷な「階層社会」が形成されつつあるといわれています。テクノロジーの飛躍的な進化によって、ＡＩが人間の能力を上回る分野が増えることで、少数の支配者と、大多数の無用者階級に分断されると危惧されています。

もともと私は市井の町医者なので、格差社会や階層社会を社会的、経済的に論ずる立場にはありません。毎日の臨床を支えとして、個々の事例性と関係性から共同的に悩みの状況を捉えるしかありません。

格差社会、階層社会において正しく「悩む」には、勝ち組の論理や、方法論に基づいた言葉ではなく、生き生きとした言葉を回復することが重要です。

人間が人間である所以は、言葉を使って多義的な現実を象徴化する、その想像的、創造的なプロセスにあったはずなのです。混沌とした現実が、言語化、記号化、象徴化されるには、まだるっこしいほどの時間、想像的で共同的な間の空間が必要なのです。

生きるということは、現実と象徴の間を想像的、創造的に往還することにあり、それによって、共同性、身体性を回復するのです。

生きにくさを「正しく悩む」ことは、それがすなわち健康ということなのです。

ここで、弁証法的な物質主義の原則とラカン派精神分析によってアプローチすることで知られるスロベニアの哲学者、精神分析家、社会学者である、スラヴォイ・ジジェクのジョークと解説を引用します。

もう何十年も前からラカン派の間では、〈大文字の他者〉の知がもつ重要な役割を例証する古典的なジョークが流布している。自分を穀物のタネだと思いこんでいる男が精神病院に連れてこられる。医師たちは彼に、彼がタネではなく人間であることを懸命に納得させようとする。男は治癒し（自分がタネではなく人間だという確信がもてるようになり）、

退院するが、すぐに震えながら病院に戻ってくる。外にニワトリがいて、彼は自分が食われてしまうのではないかと恐怖に震えている。医師は言う。「ねえ、きみ、自分がタネじゃなくて人間だということをよく知っているだろ?」患者は答える。「もちろん私は知っていますよ。でも、ニワトリはそれを知っているでしょうか?」ここに精神分析治療の真の核がある。症候の無意識的真理を患者に納得させるだけでは十分ではないのだ。無意識そのものにこの真理を引き受けさせなければならないのである。

〈スラヴォイ・ジジェク『ラカンはこう読め!』鈴木晶訳・紀伊國屋書店〉

しかし、精神世界には、無意識を記述する理論がありません。私は、複素空間での精神の実と虚を統一して論じる理論として、M's理論を提唱しています。

心は見えない。しかし、心と心は干渉し合う。すると干渉縞ができて、精神現象として観察できる。心そのものは見えないが、心の影は見える。この心と影の関係を、ラカンの精神分析と量子力学を使って解析するモデルを提案するのがM's理論です。

これからの格差社会、階層社会を生き抜くために必要なのは、自我中心、自我を強化する西洋型の精神療法ではありません。「死んで生きる」という禅の世界観、「武士道と云ふは死ぬ事と見つけたり」という言葉に代表される『葉隠』の武士道精神、「負けて勝つ」など、東洋型の精神療法です。

二者択一の全か無か、0か1かのデジタル世界を乗り越えて、虚実の二重性を生きることこそが、これからの社会において幸せな人生を送る術といえるかもしれません。

最後になりましたが、新版刊行にあたり、㈱薫風社の野津山美久さんには大変お世話になりました。深く感謝申し上げます。

二〇一九年一月

松﨑博光

松﨑博光（まつざき・ひろみつ）

いわき市出身。東京大学工学部計数工学科卒、東京医科歯科大学医学部卒。（医）ストレスクリニック院長。外来精神医学、心身医学、精神分析学が専門。M's 理論提唱者。

著書に『自律神経失調症』（新星出版社）、共著に『心と脳とからだ』（朝倉書店）、『よくわかる女性の医学』（ナツメ社）、『40歳から読む病気の事典』（新星出版社）、『適応障害』（日本評論社）、編著に『外来精神科診療シリーズ』（中山書店）がある。

新版 マジメすぎて、苦しい人たち

私も、適応障害かもしれない……

2005年1月27日第1版第1刷発行
2019年2月27日新 版第1刷発行

著　者　松﨑博光
発行所　WAVE出版
〒102-0074　東京都千代田区九段南3-9-12
TEL　03-3261-3713　FAX　03-3261-3823
振替　00100-7-366376　E-mail:info@wave-publishers.co.jp
http://www.wave-publishers.co.jp/
印刷・製本　萩原印刷

NDC146 222p 19cm
ISBN978-4-86621-202-9